WITHDRAWN

Cómo tener un ~~NO~~ ataque al corazón

FABIEN GUEZ

Cómo tener no un ataque al corazón

Cambia de vida y cuida tu salud cardíaca para llegar a los 100 años

Ilustraciones de
LEFRED-THOURON

URANO
Argentina – Chile – Colombia – España
Estados Unidos – México – Perú – Uruguay

Título original: *Comment ne pas avoir une crise cardiaque*
Editor original: Hugo Doc, París
Traducción: Amelia Ros García

1.ª edición Junio 2018

ISBN: 978-84-16720-25-5
E-ISBN: 978-84-17180-98-0
Depósito legal: B-9.957-2018

Fotocomposición: Ediciones Urano, S.A.U.
Impreso por: Rodesa, S.A. – Polígono Industrial San Miguel – Parcelas E7-E8 31132 Villatuerta (Navarra)

Impreso en España – *Printed in Spain*

No dedico este libro:
- *a los extremistas de la forma física,*
- *a los ayatolás de las dietas,*
- *a los fumadores que se quejan de la contaminación,*
- *a los culpabilizadores clínicos,*
- *a los eruditos del Internet médico,*
- *a los pesimistas inveterados*
- *ni a los políticos que aún no han entendido nada sobre salud.*

Se lo dedico, sin duda:

- *a Fran, mi media naranja italiana,*
- *a Jérémie, Bianca y Antoine, mis amores francoitalianos,*
- *a Léon Roger, el padre más guay del planeta,*
- *a Simone, la madre más... madre de la historia,*
- *a mis dos hermanas*

- *y al genial dibujante Lefred-Thouron, que ha aceptado ilustrarlo.*

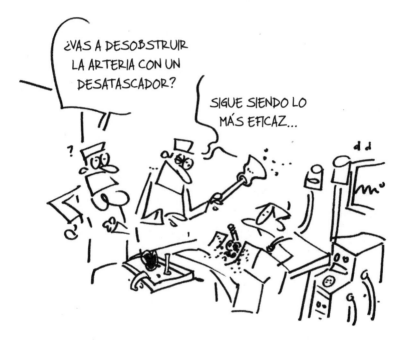

Índice

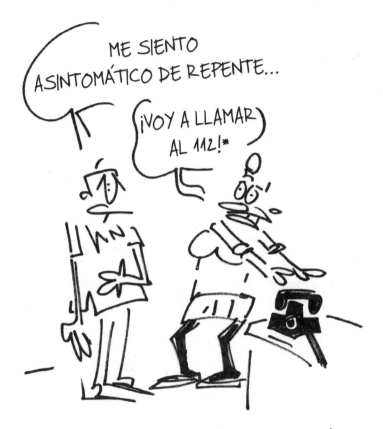

*Teléfono de llamadas de urgencia (emergencias médicas).

Esto no es un prólogo

Tengo la increíble suerte de atender en mi consulta de París a una «pacientela» que es un auténtico mosaico de todas las clases sociales, culturales, geográficas, políticas y religiosas. En el mismo día, puedo relacionarme con la portera portuguesa, sonriente y generosa, con el embajador, el escritor célebre o desconocido, el actor hipocondriaco de cine o de teatro, el desempleado o el presidente de una de las empresas más importantes del país, el político, el juez, el provinciano o el extranjero de paso por París, la monja o el rabino, el deportista famoso o anónimo, todos en la misma sala de espera, todos iguales ante la bata blanca. Y con frecuencia lamento no tener más tiempo para hablar con ellos fuera del entorno médico, para conocer mejor su vida, su profesión y sus ideas. Me gustan mis pacientes y ellos me corresponden. A pesar de la barrera profesional, me siento afortunado de haber podido entablar auténticas amistades más allá del ámbito médico. Por esta razón, salvo enfermedad o imposibilidad material, seguiré siendo útil ejerciendo el mayor tiempo posible el oficio más hermoso del mundo.

Con gran pretensión, o ingenuidad, creí que podía encontrar fácilmente entre mis pacientes a una persona, famosa o anónima, que hubiera sufrido un accidente cardiovascular para que escribiera el prólogo de esta modesta obra. Busqué, llamé, propuse, supliqué y amenacé… en vano. De la negativa incómoda a la negativa categórica, mi capacidad de persuasión no consiguió que mis protegidos aceptaran desvelar el secreto de su dolencia. Me vi obligado a reconocer que revelar una afección cardíaca era un tabú similar a anunciar que se es seropositivo o que se padece cáncer. ¡En 2017 aún no nos atrevemos a mencionar nuestra enfermedad, aunque esté perfectamente tratada!

Dado que el secreto médico es uno de los principios de mi profesión y que no padezco, por ahora, ningún problema de salud, ni mucho menos cardíaco, decidí enseñar todo lo que había que hacer para tener un problema cardiovascular. Le corresponde al lector decidir si desea convertirse en el prologuista de mi próximo libro.

Introducción

¡Tabaco, ejercicio físico, colesterol, hipertensión, diabetes, sobrepeso, estrés, alcohol, mujer, clima y contaminación!

En la actualidad, la población general está «sobreinformada» por los distintos medios de comunicación: televisión, prensa escrita, radio y, ahora, Internet.

Todo el mundo sabe que no debe tomar grasas ni sal ni azúcar y que hay que hacer ejercicio. Es lo que se dice y se escribe en todas partes.

Por esa razón, cuando le hago la pregunta a un paciente, la respuesta es siempre la misma: «Doctor, por supuesto que no tomo grasas ni sal ni azúcar. ¡Lo dicen en la tele!» Si pregunto: «¿Consume alcohol?», me contesta: «En absoluto, solo vino…». Si digo: «¿Hace ejercicio?», me responde: «No en este momento, pero he practicado mucho deporte antes».

Por desgracia, más informado no significa mejor informado. Leer no significa saber, escuchar no significa entender, ni mucho menos interpretar bien.

Me he pasado veinte años de práctica médica dando pautas sobre hábitos alimentarios saludables, recomendaciones sobre el ejercicio físico, información para mejorar el rendimiento y el placer, consejos sobre medicamentos y la razón de tomarlos. A pesar de tener un CI muy superior al de Einstein, una pedagogía que roza la perfección y un sentido de la comunicación innato, nada funciona, las personas me escuchan, me dan la razón en la consulta y, en cuanto salen, se olvidan de casi todo.

El título de mi primer artículo, «Los fumadores tienen miedo, pero fuman», resume muy bien el comportamiento de la gente: lo saben, pero se hacen los locos.

Además, las afecciones cardiovasculares forman parte de las enfermedades «limpias», muchas dolencias son asintomáticas, es decir, no presentan ningún síntoma y evolucionan de manera insidiosa. El 90 % de los casos de hipertensión son asintomáticos, el colesterol alto no manifiesta ningún síntoma hasta el infarto, la diabetes que aparece después de los 50 años solo se diagnostica con un análisis de sangre rutinario. En resumen, aunque una arteria tenga un estrechamiento de más de la mitad de su calibre, no presentará ningún síntoma clínico.

La cardiología ha hecho tales avances que un paciente con una arteria coronaria obstruida total o parcialmente recibe atención médica enseguida, se desobstruye la arteria rápidamente y, salvo raras complicaciones inmediatas, el paciente saldrá andando del hospital unos días más tarde, totalmente recuperado. La otra cara de la moneda es que con estos enormes progresos del diagnóstico y el tratamiento se tiende a quitar importancia a la enfermedad arterial, la cual es grave y evolutiva si el paciente no respeta ciertas normas. Carecemos de la noción de peligro que se tenía antes, porque entre la aparición de los primeros síntomas y el alta hospitalaria solo habrán pasado unos días.

No es fácil concienciar de la existencia de un peligro sin quedar como un aguafiestas, un aburrido, un sermoneador, en resumen, un plasta. Sobre todo, porque me horroriza toda forma de represión hacia mis seres queridos y mis pacientes.

Tampoco me veo diciendo a uno de mis pacientes en estado vegetativo debido a una hemiplejia o retorciéndose de dolor en el pecho: «¿Lo ve? ¡Si me hubiera escuchado…!» ¡IMPOSIBLE! Por eso se me ocurrió probar una nueva técnica: el segundo grado. Si te has propuesto tener un ataque al corazón…, voy a ayudarte. Pero, para convertirte en un enfermo cardíaco, tienes que saber de qué estamos hablando.

TEST DEL CORAZÓN

Hay una posibilidad entre 110 millones de que te toque el Euromillón.

¿Cuáles son tus posibilidades de tener un ataque al corazón?

- Hace más de cinco años que no compruebas tu índice de colesterol. ♡
- Fumas (mucho o poco). ♡
- Tienes más de 50 años y nunca has consultado al cardiólogo. ♡
- Llevas una vida más o menos sedentaria. ♡
- No cuidas realmente tu alimentación. ♡

Resultados
- Si has marcado 1 ♥: Basta con que hagas un mínimo para evitar el premio gordo.
- Si has marcado 2 ♥: Con una buena concienciación reducirás mucho tus posibilidades de ganar el gordo.
- Si has marcado 3 ♥: Sin ayuda externa, tienes muchas posibilidades de ganar el gordo o, al menos, la pedrea.
- Si has marcado 4 ♥: Salvo injerencia de tu médico, el gordo está al alcance de tu mano.
- Si has marcado 5 ♥: No cambies nada, te tocará el gordo con toda seguridad dentro de cinco años.

Desde un punto de vista estrictamente académico, una persona llamada «cardíaca» es la que posee un corazón enfermo, que no puede cumplir con su función de manera satisfactoria.

Como puedes imaginar, hay mil causas responsables de alterar la función cardíaca: causas inflamatorias, genéticas, tumorales, infecciosas, hormonales, medioambientales (como la contaminación), malformaciones y un largo etcétera...

Pero, en el lenguaje corriente, ser cardíaco es tener un «ataque al corazón» o un infarto de miocardio, un *heart attack* para nuestros amigos anglosajones. Si sigues mis indicaciones, te guiaré en esa dirección.

Infarto es un término genérico que significa necrosis: la degeneración de un órgano o una parte de él cuando no recibe sangre ni, por lo tanto, oxígeno. La sangre no llega al órgano porque una arteria está obstruida. Si se obstruye una arteria del corazón (coronaria), se trata de un infarto de miocardio; si es una arteria del cerebro, estamos ante un accidente cerebrovascular; si es una arteria de la pierna, hablamos de arteritis de los miembros inferiores.

El INFARTO DE MIOCARDIO y el INFARTO CEREBRAL (accidente cerebrovascular, ACV) son la misma enfermedad.

Evidentemente, el infarto será más grave cuando la arteria obstruida sea gruesa y más leve cuando la arteria sea pequeña. Con frecuencia, cuando la arteria taponada es de muy pequeño calibre, la parte del corazón necrosada es tan reducida que no hay ningún síntoma y el accidente puede pasar desapercibido. Pero lo raro es que el estrechamiento afecte a una sola arteria, porque la enfermedad es general y puede haber estrechamientos del 20, 30, 40 o 50 % en todas las arterias, sin que se manifieste ningún síntoma.

¿CÓMO Y POR QUÉ SE OBSTRUYE UNA ARTERIA?

Una arteria se estrecha cuando su pared está infiltrada de placas de grasa (o placas de ateroma). Cuando el estrechamiento es importante, la circulación de la sangre no es fluida, sino turbulenta. Y, cuando el flujo es turbulento, la sangre se coagula. Es el coágulo de sangre (o trombo) lo que obstruye la arteria estrechada.

¿Por qué se estrecha y se obstruye una arteria?

Una arteria se estrecha cuando su pared sufre la agresión de distintos factores que veremos a más adelante. ¡Paciencia!

¿Por qué tendremos más posibilidades de sufrir un ataque al corazón?

Porque la población envejece.

Porque la epidemia de diabetes y obesidad es cada vez más grave.

Porque el aire está más contaminado.

Porque el contexto económico es perjudicial y nos estresa.

¿CÓMO AUMENTAR LAS POSIBILIDADES DE TENER UN ACCIDENTE CARDIOVASCULAR?

Podemos, con mayor o menor facilidad, a corto o largo plazo, aumentar las posibilidades de tener un accidente cardiovascular si actuamos sobre los factores de riesgo.

Un factor de riesgo cardiovascular (FdRCV) es un elemento que aumenta las probabilidades de sufrir un accidente cardiovascular. Tranquilo, aunque hay factores sobre los que no se puede actuar, otros te permitirán provocar el accidente. Y si asocias varios factores de riesgo cardiovascular, aumentas el riesgo de tener un ataque al corazón.

Por desgracia, la medicina no es como las matemáticas: 1+1 no es igual a 2, sino a mucho más.

Los factores de riesgo cardiovascular no se suman, sino que se multiplican.

Para entenderlo mejor, si un FdRCV multiplica por 5 las probabilidades de tener un accidente cardiovascular y otro las multiplica por 3, el hecho de reunir los dos factores no multiplica por 8 el riesgo de accidente cardiovascular, sino por 30 o 50.

¿CUÁLES SON LOS PRINCIPALES FACTORES DE RIESGO?

Los factores de riesgo sobre los que no se puede actuar son:
➤➤ El sexo
➤➤ La edad
➤➤ La herencia genética

Los factores de riesgo sobre los que se puede actuar son:
➤➤ El tabaco
➤➤ La diabetes
➤➤ El colesterol
➤➤ La hipertensión arterial
➤➤ El sobrepeso
➤➤ El sedentarismo
➤➤ El estrés
➤➤ El alcohol

¿Por qué?
1. El sexo: el hecho de ser hombre multiplica el riesgo de infarto de miocardio por 2.
2. La edad: después de los 60 años, el riesgo se multiplica por 2.

3. La herencia genética multiplica el riesgo por 1,5.
4. ¡El tabaco multiplica el riesgo por 5!
5. La diabetes multiplica el riesgo por 2,5 (¡por 7 en el caso de las mujeres!).
6. La hipertensión arterial multiplica el riesgo por 5 (y por 12 el riesgo de accidente cerebrovascular).
7. El sobrepeso multiplica el riesgo de 1,5 a 2.
8. El sedentarismo multiplica el riesgo de 1,5 a 2.
9. El estrés multiplica el riesgo por 1,5.

Conviene saber

Las mujeres están protegidas de los ataques al corazón hasta la menopausia. Después, igualan e incluso superan a los hombres: no pueden hacer nada.

El sobrepeso es un factor de riesgo, pero es aún peor tener solo en cuenta la báscula. Cuando se hacen esfuerzos alimentarios para adelgazar, el efecto es positivo para la salud, aunque no se refleje en la báscula.

El sobrepeso es un factor de riesgo, pero es preferible un ligero sobrepeso, siempre que sea estable, al efecto yoyó: engordar y adelgazar.

El tabaco es un enorme factor de riesgo, pero los efectos nocivos del cigarrillo cesan en cuanto se deja de fumar.

La hipertensión arterial es un factor de riesgo, pero suele ser asintomático. Se la llama «el asesino silencioso».

NO OLVIDES QUE...

Solo 1 de cada 10 personas muere de un ataque al corazón.
Las otras 9 comienzan una nueva vida:

✔ de medicación;
✔ de rehabilitación;
✔ de estrés;
✔ de depresión;
✔ de todo tipo de síntomas;
✔ de baja libido;
✔ de trato más frecuente, íntimo y habitual con mis colegas;
✔ de reacciones diversas y variadas a muchos e indispensables tratamientos;
✔ de posibles intervenciones quirúrgicas.

Por suerte, la esperanza de vida se amplía regularmente, así que vivirás más tiempo «cardíaco».

¿Y EL FACTOR DESENCADENANTE?

Atención: hay una diferencia entre un factor de riesgo (que participa en el desarrollo, a menudo lento, de la enfermedad coronaria) y el factor desencadenante, que puede provocar de repente el ataque al corazón.

En la persona cardíaca que se cree sana, el factor desencadenante suele ser la gota que colma el vaso.

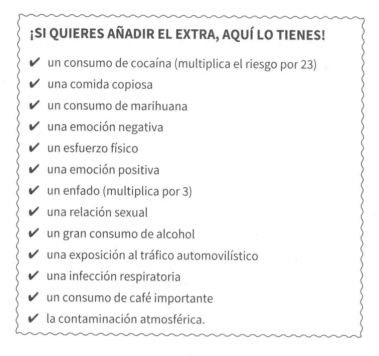

¡SI QUIERES AÑADIR EL EXTRA, AQUÍ LO TIENES!

✔ un consumo de cocaína (multiplica el riesgo por 23)
✔ una comida copiosa
✔ un consumo de marihuana
✔ una emoción negativa
✔ un esfuerzo físico
✔ una emoción positiva
✔ un enfado (multiplica por 3)
✔ una relación sexual
✔ un gran consumo de alcohol
✔ una exposición al tráfico automovilístico
✔ una infección respiratoria
✔ un consumo de café importante
✔ la contaminación atmosférica.

Por supuesto, existen diferencias individuales, no todo el mundo responde de la misma manera a esos elementos. A lo largo de mi carrera, he visto de todo: individuos que han fumado durante cincuenta años y tienen las arterias de un chico joven, personas obesas con 90 años, ancianos que han pasado toda su vida en zonas contaminadas… Lo que corrobora la expresión: «la excepción que confirma la regla».

Muchos estudios se interesan por estos casos, sin resultados evidentes. Para entendernos, en medicina hablamos de estadísticas extraídas de estudios realizados sobre cierto número de individuos, que suele ser elevado, pero no tan frecuente como los que se pueden hacer con animales, o de estudios llamados *in vitro*. La investigación con seres humanos y no SOBRE seres humanos, está limitada, no solo por la amplitud de la población, sino también por consideraciones éticas y sociales.

Por ahora, la medicina no es una ciencia exacta. Por este motivo, una persona «con riesgo cardiovascular» no desarrolla sistemáticamente un problema cardíaco. ¡PERO ESTA NO ES UNA RAZÓN PARA HACER LOCURAS!

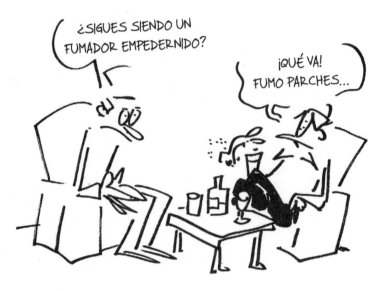

1

Tabaco…, lo mejor de todo

Si fumas, deberías hacerlo a la perfección.

TEST DEL TABACO

1. El 40 % de las víctimas de infarto de miocardio menores de 45 años son fumadoras.
2. La combinación tabaco-píldora multiplica por 20 el riesgo de infarto.
3. Dejar de fumar disminuye en un 20 % el riesgo de infarto desde el primer año.
4. El riesgo de infarto es proporcional al nivel de consumo.
5. Fumar la cachimba o pipa de agua no atenúa el riesgo de infarto.
6. El tabaco no tiene incidencia sobre el colesterol.
7. Fumar frena el aumento de peso.
8. Hacer deporte atenúa los efectos del tabaco.

Respuestas

1. Falso, el 80 %.
2. Verdadero.
3. Falso, el 50 %.
4. Falso, el riesgo es muy grande y cierto, incluso para el fumador «menor».
5. Verdadero.
6. Falso, disminuye el colesterol bueno.
7. Falso.
8. Falso.

Mi primer artículo en la célebre revista de medicina de la época, *Tonus*, se tituló: «Los fumadores tienen miedo, pero fuman». Resumía y sigue resumiendo bastante bien el comportamiento complejo del fumador y explica por sí solo el espíritu de este libro.

La gente sabe que fumar no es bueno para la salud, los medios de comunicación llevan décadas diciéndolo. Entonces, ¿por qué, a pesar de todas las campañas antitabaco, a pesar de todas las acciones más o menos represivas, uno de cada tres franceses fuma?

En medicina, una de las cualidades fundamentales consiste en decir la verdad, lo cual se encuentra en la base de cualquier pedagogía. La verdad permite que el paciente sopese los pros y los contras, que decida con libertad, que encuentre una motivación y que actúe por propia voluntad, con conocimiento de causa.

¿POR QUÉ FUMAN TANTAS PERSONAS?

La primera y principal razón que los aficionados a dar lecciones y los políticos de todo signo olvidan es que fumar es, al principio, un placer, antes de convertirse en una adicción. «El tabaco es el único deleite que los romanos no conocían», escribió Pierre Louÿs. Fumar es un auténtico gesto social, sobre todo para la juventud. Marca, al comienzo de la adolescencia, el fin de una vida «controlada» por completo, tanto física como psicológicamente, por la familia y el inicio de una cierta autonomía. Para el joven, fumar da la sensación de acceder a una comunidad de iguales, responde a un deseo de integración, proporciona una apariencia de seguridad a una edad en la que es desesperante no tenerla, por no hablar del aspecto «rebelde» de lo prohibido.

Por otra parte, los psiquiatras confirman que el acto de fumar estimula o relaja según el momento, permite hacer una pausa intelectual e, incluso, mejorar la concentración y la inspiración. ¿Acaso Serge Gainsbourg no sacrificó su salud para ofrecernos sus hermosas melodías, la mayoría compuestas bajo los efectos del alcohol y de los cigarrillos Gitanes?

La segunda razón es el aspecto abstracto y lejano de la enfermedad. ¡Dígale usted a un joven fumador, en perfecto estado de salud, que dentro de treinta años tendrá una posibilidad entre cien de sufrir un cáncer de pulmón! Con 20 años uno se siente invencible, inmortal, intocable para la enfermedad, y proyectarse treinta años después resulta una utopía. La tercera razón se basa en que, a la inversa de lo que ocurre con el alcohol y otras drogas duras, el tabaco no influye en la atención ni causa somnolencia ni provoca trastornos del comportamiento que puedan representar un peligro para el orden público, excepto si se fuma al volante o se intoxica al vecino por tabaquismo pasivo.

En fin, la última razón, pero no por ello menos importante, ¡es que el tabaco no está prohibido!

Por lo tanto, hay que decir la verdad a nuestros amigos fumadores en lugar de considerarlos unos delincuentes y fomentar el alarmismo o la represión.

LOS RIESGOS PARA EL FUMADOR

Pero decir la verdad implica las dos caras de la moneda.

El tabaco no se limita al cáncer de pulmón que puede aparecer mucho tiempo después, en un 1 % de los casos. Si confías en tu buena estrella, esta razón no te animará a dejar de fumar inmediatamente.

Otros simpáticos inconvenientes y dolencias suelen instalarse de forma insidiosa, con toda rapidez y seguridad.

En el plano cardiovascular, de forma casi inevitable y con distinto ritmo, ocurre lo siguiente:

➵ Las arterias se obstruyen el doble de rápido.
➵ El corazón se acelera (todos los estudios demuestran una estrecha relación entre frecuencia cardíaca y esperanza de vida).

➤➤ Las arterias se contraen.

➤➤ La tensión arterial aumenta.

➤➤ El colesterol bueno, que protege las arterias, disminuye.

➤➤ Las venas de los miembros inferiores se dilatan (varices).

La sangre se coagula con más facilidad, tanto la que circula por las arterias como la que lo hace por las venas. El tabaco combinado con la píldora aumenta el riesgo de trombosis venosa, flebitis (coágulo de sangre en una vena de la pierna) y embolia pulmonar (cuando este mismo coágulo viaja hasta el pulmón y obstruye una o varias ramas de la arteria pulmonar).

En Canadá, las adolescentes que fuman no tienen más tendencia a perder peso que las que no fuman, pero los chicos del mismo grupo de edad que fuman miden de media 2,54 cm menos que los que se mantienen alejados del tabaco.

Estas son las conclusiones de un nuevo estudio, cuyos autores sostienen que podría tener importantes consecuencias para la salud pública, sobre todo porque muchas jóvenes afirman que fuman cigarrillos para controlar su peso.

CONSEJOS PARA FUMADORES Y FUMADORAS QUE DESEEN TENER UN ATAQUE AL CORAZÓN

- ✔ Fuma 6 o 20 cigarrillos al día, el riesgo es casi el mismo.
- ✔ Empieza a fumar muy joven.
- ✔ Si tienes algún síntoma al hacer un esfuerzo físico, no se lo digas a nadie.
- ✔ Si te duelen las pantorrillas al caminar, acelera el paso.
- ✔ Para mujeres: si fumas, toma la píldora.
- ✔ Consume mejor cigarrillos *light*.
- ✔ Convive con un/a fumador/a.
- ✔ Disminuye el consumo de tabaco, pero no lo dejes.
- ✔ Fuma justo antes o después de realizar un esfuerzo físico.
- ✔ Fuma cuando estés enfermo/a.
- ✔ No sigas ningún tratamiento para la hipertensión arterial.
- ✔ No corrijas tu exceso de colesterol.
- ✔ Practica el deporte que quieras, sin control médico.
- ✔ Y, sobre todo, si lo has dejado…, ¡vuelve a fumar, por supuesto!

PARA COMPRENDER DE UNA VEZ LOS EFECTOS DEL TABACO EN LAS ARTERIAS

¿Por qué, en el fumador, la enfermedad se manifiesta con el accidente cardiovascular? Los efectos del tabaco en las arterias son lentos, solapados y, sobre todo, silenciosos durante décadas.

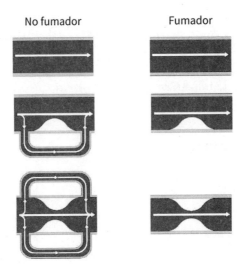

No fumador   Fumador

En todas las personas, aunque, por supuesto, de diferente manera, se forman placas de grasa (o placas de ateroma) en distintos lugares de la pared de las arterias que provocan su estrechamiento. Es un fenómeno muy lento que se compensa con la formación de pequeñas arterias colaterales, las cuales van a «puentear», a salvar los estrechamientos y la compensar el descenso del flujo sanguíneo.

¡El único producto que impide la formación de esas arterias colaterales es el tabaco!

Por lo tanto, el tabaco obstruye lentamente la pared de las arterias en diferentes segmentos de forma aleatoria.

Las placas de grasa se forman y reducen poco a poco la luz de una o varias arterias.

Hasta con un estrechamiento del 60%, la sangre circula con fluidez, de forma laminar. Por encima del 60%, el flujo sanguíneo es turbulento. Y, cuando el flujo es turbulento, la sangre tiende a coagularse. Un coágulo (o trombo) puede depositarse en la placa de grasa y aumentar rápidamente el estrechamiento, hasta llegar, en ocasiones, a obstruir la arteria.

Los fumadores habrán comprendido que el tabaco es una bomba de relojería.

¿QUIERES CIFRAS?

Los jóvenes

➤➤ Los jóvenes son, fisiológicamente, el doble de sensibles al tabaco que los adultos.

➤➤ Los jóvenes desarrollan la dependencia mucho más rápido: uno de cada dos adolescentes que ha probado el tabaco entre los 11 y los 15 años continúa fumando.

➤➤ Cerca del 50 % de las personas de entre 18 y 34 años fuman.

➤➤ El 37 % de los adolescentes fumadores de entre 11 y 15 años creen que no pueden prescindir del cigarrillo.

➤➤ El 9 % de los niños de entre 9 y 11 años ya han probado el tabaco. En 2007, «solo» era el 4 %.

➤➤ Los productos de ayuda para superar la adicción, como los parches, no se pueden utilizar antes de los 15 años.

El corazón y las arterias

➤➤ El 80 % de las víctimas de infarto de miocardio menores de 45 años son fumadoras.

➤➤ De 70.000 a 100.000 personas sufren una trombosis (presencia de un coágulo en una vena) provocada por el tabaco. Fumar más de 40 cigarrillos al día multiplica por 9 el riesgo cardiovascular.

➤ El riesgo de la pipa y el puro es el mismo que el del cigarrillo (3,3 y 2,98 respectivamente).

La esperanza de vida

➤ El tabaco es la primera causa de muerte que se puede evitar en Francia.

➤ La esperanza de vida de un fumador aumenta 6 años si deja de fumar a los 50 años, y 3 años si lo hace a los 60.

➤ La esperanza de vida de un fumador aumenta 9 años si deja de fumar a los 40 años.

➤ Uno de cada dos fumadores habituales muere prematuramente a consecuencia de su tabaquismo. La mitad fallece antes de los 65 años.

TEST DE LA DESHABITUACIÓN TABÁQUICA

1. Los sustitutos de la nicotina pueden ser tóxicos a la larga.

2. El puro es tan tóxico como el cigarrillo, desde el punto de vista cardiovascular.

3. Los enfermos coronarios deben tomar los sustitutos de la nicotina con precaución, sobre todo si han sufrido un infarto de miocardio.

4. El 25 % de las personas que dejan de fumar engordan más de 10 kg.

5. Dejar de fumar es beneficioso a cualquier edad.

Respuestas

1. Falso. Se pueden utilizar sustitutos nicotínicos durante años sin ningún riesgo.
2. Verdadero. Aunque el calor de la combustión del humo del puro es menor y, por ello, menos tóxico para la zona otorrinolaringológica, se trata en cualquier caso de combustión de tabaco, que produce monóxido de carbono.
3. Falso. Se aconseja incluso su utilización en caso de necesidad.
4. Falso, en menos del 10 % de los casos. Es preciso indicar que el fumador, de media, está un poco más delgado que el no fumador debido a la hiperactividad del sistema simpático y a una cierta resistencia a la insulina. Al dejar el tabaco, la persona recupera el peso que habría tenido si no hubiese fumado nunca. ¡Conviene señalar que el 16 % de las personas que dejan de fumar adelgazan! Además, algunos estudios demuestran que los sustitutos utilizados en caso de deshabituación limitan el aumento de peso.
5. Verdadero. Incluso después de los 80 años se producen efectos beneficiosos.

A principios de los años 1980, yo estudiaba Medicina en el Hospital Lariboisière, en el servicio de cardiología del añorado profesor Slama, un ser humano extraordinario, dotado de un gran sentido del humor, y además uno de los mejores cardiólogos del mundo. Había fundado la escuela de ritmología y había descubierto incluso una enfermedad cardíaca que afectaba al ventrículo derecho. Toda la comunidad cardiológica lo respetaba. Y, sin embargo, ¡fumaba entre uno y dos paquetes de cigarrillos al día! Recuerdo haber presenciado escenas míticas y surrealistas durante el «pase de visita» diario del servicio de cardiología. Éramos casi treinta personas entre enfermeras, alumnos externos e internos, que le seguíamos en manada de habitación en habitación y le veíamos examinar a los enfermos hospitalizados. Llevaba el fonendoscopio en una mano, para auscultar al paciente, y en la otra… ¡un cigarrillo encendido! Hoy sería sancionado de por vida. Como herrero con cuchillo de palo, nunca dejó su droga favorita y murió «a pesar de todo» a los 80 años, después de sufrir numerosos problemas de salud durante sus últimos veinte años.

En la actualidad, es inimaginable un servicio de medicina lleno de humo.

A otro de mis jefes de servicio le gustaba comparar a las mujeres que sufrían el humo de sus maridos con las mujeres maltratadas. Sin ser tan categórico, es verdad que fumar en presencia de una persona la obliga, en cierto modo, a fumar contigo, lo que no es muy considerado. El colmo, que observo con frecuencia, son los exfumadores que no soportan el humo de los demás, ¡después de haber intoxicado a su entorno durante años! Rara vez comparto el síndrome francés de legislar todo el tiempo al menor problema social y considerar a los ciudadanos unos retrasados que necesitan una asistencia constante. Siempre he pensado que valía más una buena pedagogía que una prohibición o una sanción. Al ritmo que vamos, pronto se prohibirá a los automovilistas cabrearse en su propio coche. Los franceses necesitan consejos, necesitan comprender para decidir por sí mismos e ir en la dirección correcta. Uno de los peores ejemplos, entre muchos otros que nos ha hecho sufrir el ministro de Sanidad, es la prohibición de las marcas que favorecen el consumo de tabaco como Vogue, Allure o Sveltesse. Esto es tomar a los franceses por estúpidos. Es como decir que la marca Diesel nos lleva a comprar coches diésel, o que el perfume Poison («veneno» en francés) nos induce a cometer un crimen... ¡Educar e informar en lugar de legislar!

Pero a veces, «muy raramente», me equivoco y debo reconocer que la prohibición de fumar en lugares públicos ha influido considerable y positivamente en la salud de la población. Los camareros tienen mucho que agradecer a la ley de 2007. Sin embargo, hay cierta laxitud en el respeto de esta ley. Y es una pena.

TEST DEL TABAQUISMO PASIVO

1. El tabaquismo pasivo consiste en obligar a fumar al otro.
2. El tabaquismo pasivo aumenta el riesgo cardiovascular en un 10 %.
3. La mitad de las muertes relacionadas con el tabaquismo pasivo tienen una causa cardiovascular.
4. El tabaquismo pasivo es una fuente de contaminación más peligrosa que la contaminación atmosférica.
5. El humo que respira el fumador pasivo es menos peligroso que el inhalado por el fumador activo.
6. Afortunadamente, el tabaquismo pasivo no tiene incidencia en el futuro cardiovascular de los niños.

Respuestas

1. Falso.
2. Falso, en un 30 %.
3. Falso, dos tercios.
4. Verdadero.
5. ¡Falso también!
6. Falso.

¿QUÉ ES EL TABAQUISMO PASIVO?

El tabaquismo pasivo es la inhalación del humo del cigarrillo de uno o varios fumadores. Se distinguen dos tipos de humo: el humo que inhala el fumador, peor para él, y el humo que este expulsa e inhala el no fumador. El humo que procede del extremo incandescente del cigarrillo y que contiene más agentes tóxicos es también peligroso, pero mucho menos simpático. Sobre todo si estamos en un espacio cerrado como una habitación o un coche.

En contra de lo que se podría pensar, no existe un umbral mínimo de exposición sin riesgo para la salud, no es necesario estar expuesto durante años al humo, unos minutos son suficientes para que incida negativamente en la salud de la «víctima». Y la trampa es que no podemos fiarnos del olor ni de la vista del humo, porque desaparece rápidamente, pero las partículas tóxicas permanecen en suspensión en el aire o en la ropa mucho más tiempo, a veces hasta varios días.

En justicia —por supuesto que no—, el fumador que fuma delante de otras personas merecería el doble de pena…

LOS RIESGOS PARA EL CORAZÓN DEL TABAQUISMO PASIVO

✔ El tabaquismo pasivo el aumenta el riesgo cardiovascular en un 30 %.

✔ Dos tercios de las muertes relacionadas con el tabaquismo pasivo tienen una causa cardiovascular.

✔ En efecto, el fumador pasivo sufre los mismos daños humorales, celulares, biológicos y hemodinámicos que el fumador activo.

✔ Las mujeres embarazadas que son fumadoras pasivas convierten al feto en fumador pasivo, con un riesgo incrementado de muerte súbita del lactante.

¿Y EL TABAQUISMO «MODERADO»?

¡Cuántos pacientes me dicen que se sienten tranquilos y a salvo del riesgo para su salud porque fuman «pocos» cigarrillos o cigarrillos *light*! En realidad, numerosos estudios han demostrado que fumar entre uno y cinco cigarrillos al día duplica el riesgo de sufrir un infarto de miocardio. Un consumo «moderado» de tabaco multiplica por 2 el riesgo de muerte súbita, especialmente en la mujer. Y lo que es peor: reducir el consumo de tabaco no disminuye el riesgo cardiovascular (según un estudio realizado en Escocia en 2013). Esta reducción solo debe ser una etapa para el abandono definitivo. A partir de ese momento, el riesgo disminuye rápidamente.

¡El término «cigarrillo *light*» debería estar prohibido!

Ningún cigarrillo es inocuo. El riesgo cardiovascular aumenta desde el primer cigarrillo, a diferencia del consumo de alcohol moderado, en particular de vino tinto.

¿CUÁL ES LA CAUSA DE LA DEPENDENCIA?

Cuando fumamos, la nicotina llega rápidamente al cerebro y estimula unos receptores particulares. Estos receptores originan la secreción de hormonas, en particular de la dopamina, que interviene en el placer y también en el apetito. La dopamina, también llamada «hormona recompensa», se encuentra en el origen de la dependencia. La nicotina tiene una vida muy corta, es decir, se destruye enseguida. De repente, el fumador debe volver a fumar para mantener un buen nivel de nicotina en sangre. La dependencia psicológica responde a factores individuales complejos: el fumador busca en el tabaco los efectos psicoactivos de la nicotina, bien para calmar la angustia, bien para estimular sus facultades intelectuales o, simplemente, para experimentar placer. Los sustitutos nicotínicos (parches, chicles, etc.) no son tóxicos para el enfermo coronario debido a que la nicotina se absorbe lentamente, se evitan las concentraciones elevadas y los efectos hemodinámicos (espasmos) se atenúan. Además, al contrario de lo que ocurre con el tabaco, los sustitutos nicotínicos no contienen carboxihemoglobina, que es tóxica para el corazón.

¿CUÁL ES TU GRADO DE DEPENDENCIA DEL TABACO?

¿Eres un fumador emocional, que reacciona así ante un acontecimiento positivo o negativo? ¿Eres un fumador empedernido, que enciende un cigarrillo con otro? ¿Eres un fumador social, que solo fuma en compañía y nunca lo hace solo? ¿Eres un fumador hedonista, que asocia cada cigarrillo con placer?

De tu forma de fumar dependerá el método que necesitas para dejarlo.

TEST DE FAGERSTRÖM

Para determinar hasta qué punto eres esclavo de tus cigarrillos e iniciar las hostilidades que conduzcan a su abandono, existe un test sencillo, el test de Fagerström, el cual, con un pequeño cuestionario y un resultado, te dirá si tu deshabituación va a ser más o menos laboriosa.

¿Cuánto tiempo pasa entre que te levantas y fumas tu primer cigarrillo?

Menos de 5 minutos	3
De 6 a 30 minutos	2
De 31 a 60 minutos	1
Más de 60 minutos	0

¿Te resulta difícil no fumar en los lugares donde está prohibido?

Sí	1
No	0

¿Qué cigarrillo consideras imprescindible?

El primero	1
Cualquier otro	0

¿Cuántos cigarrillos fumas al día?

10 cigarrillos o menos	0
Entre 11 y 20	1
Entre 21 y 30	2
31 o más	3

¿Fumas más al comienzo de la jornada?

Sí	1
No	0

¿Fumas aunque estés enfermo y tengas que guardar cama todo el día?

Sí	1
No	0

Resultados

De 0 a 2: No hay dependencia

Puedes dejar de fumar sin recurrir a sustitutos de la nicotina. Debes estar atento y librarte rápidamente de esos primeros hábitos de fumar en cuanto te entran las ganas: bebe un vaso de agua, come una manzana, haz deporte…

3 o 4: Dependencia leve

Puedes dejar de fumar sin recurrir a sustitutos de la nicotina, pero necesitas supervisión y se aconsejan los sustitutos si no consigues dejar el tabaco sin ayuda.

5 o 6: Dependencia media
Se recomienda la utilización de los sustitutos nicotínicos.

De 7 o 10: Dependencia alta o muy alta
Nada te impide, sea cual sea tu grado de dependencia, dejar de fumar de de repente, sin pasar por sustitutos o medicamentos, ¡porque no está prohibido y suele funcionar mejor de lo crees!

¿SUFRE EL FUMADOR DE TABACO ANSIEDAD O DEPRESIÓN?

Se suele asociar el consumo de tabaco a un estado de ansiedad o depresión. Falta saber si el fumador es más propenso a la depresión o, a la inversa, un estado depresivo conduce con más facilidad a fumar. Parece que la primera hipótesis es la correcta.

En cualquier caso, existe una buena herramienta para diagnosticar o medir los trastornos de ansiedad y depresión, el test HAD, del inglés *Hospital Anxiety Depression*.

TEST HAD

Incluye 14 ítems puntuados de 0 a 3.

7 preguntas se refieren a la ansiedad (total A) y las otras 7 a la dimensión depresiva (total D), lo cual permite obtener dos puntuaciones (máximo de cada resultado = 21).

1) Me siento tenso/a o nervioso/a.

– Todos los días	3
– Muchas veces	2
– A veces	1
– Nunca	0

2) Todavía disfruto con lo que antes me gustaba.

– Como siempre	0
– No lo bastante	1
– Solo un poco	2
– Nada	3

3) Tengo una sensación de miedo, como si algo horrible me fuera a suceder.

– Definitivamente, y es muy fuerte	3
– Sí, pero no es muy fuerte	2
– Un poco, pero no me preocupa	1
– Nada	0

4) Puedo reírme y ver el lado divertido de las cosas.

– Al igual que siempre lo hice	0
– No tanto ahora	1
– Casi nunca	2
– Nunca	3

5) Tengo mi mente llena de preocupaciones.

– La mayoría de las veces	3
– Con bastante frecuencia	2
– A veces, aunque no muy a menudo	1
– Solo en ocasiones	0

6) Me siento alegre.

– Nunca	3
– No muy a menudo	2
– A veces	1
– Casi siempre	0

7) Puedo estar sentado confortablemente y sentirme relajado.

– Siempre	0
– Por lo general	1
– No muy a menudo	2
– Nunca	3

8) Me siento como si cada día estuviera más lento.

– Por lo general, en todo momento	3
– Muy a menudo	2
– A veces	1
– Nunca	0

9) Experimento sensaciones de miedo y de tener un nudo en el estómago.

– Nunca	0
– En ciertas ocasiones	1
– Con bastante frecuencia	2
– Muy a menudo	3

10) He perdido interés por mi aspecto personal.

– Totalmente	3
– No me preocupo tanto como debiera	2
– Podría tener un poco más de cuidado	1
– Me preocupo igual que siempre	0

11) Me siento inquieto, como si no pudiera parar de moverme.

– Mucho	3
– Bastante	2
– No mucho	1
– Nada	0

12) Me siento optimista respecto al futuro.

– Igual que siempre	0
– Menos de lo que acostumbraba	1
– Mucho menos de lo que acostumbraba	2
– Nada	3

13) Me asaltan sentimientos repentinos de pánico.

– Muy frecuentemente	3
– Bastante a menudo	2
– No muy a menudo	1
– Rara vez	0

14) Me divierto con un buen libro o con un buen programa de radio o de televisión.

– A menudo	0
– A veces	1
– No muy a menudo	2
– Rara vez	3

Resultados

Suma los puntos de las respuestas: 1, 3, 5, 7, 9, 11, 13.

Total A = _____

Suma los puntos de las respuestas: 2, 4, 6, 8, 10, 12, 14.

Total D = _____

INTERPRETACIÓN

Para diagnosticar síntomas de ansiedad y depresión, se puede aplicar la interpretación siguiente a cada uno de los resultados (A y D):

7 o menos: ausencia de sintomatología.

De 8 a 10: sintomatología dudosa.

11 o más: sintomatología clara.

Según los resultados, puede ser necesario consultar con un especialista.

LAS 10 REGLAS PARA DEJAR DE FUMAR

✔ Fija una fecha para dejar de fumar y respétala.

✔ Después de dejarlo, no fumes ni un solo cigarrillo (el riesgo de recaída es muy alto).

✔ Tira a la basura cigarrillos, encendedores y ceniceros.

✔ Pon por escrito los inconvenientes del tabaco y los beneficios de dejarlo.

✔ Si lo necesitas, utiliza un sustituto nicotínico o toma fármacos como bupropión o vareniclina, que atenúan los síntomas de la abstinencia.

✔ Evita los lugares donde se fuma y pide a los demás que no fumen en tu presencia.

✔ Comunica a tu entorno que vas a dejar de fumar y pide su apoyo.

✔ Cambia tu rutina.

✔ Realiza actividades de distracción: pasear, beber agua, mascar chicle, lavarse las manos, etc.

✔ Reconoce que acostumbrarte a vivir sin tabaco te puede llevar un tiempo.

STOP-TABAC.CH

LA SUERTE DEL FUMADOR

Para terminar, el fumador debe saber que tiene una suerte increíble: en cuanto deja de fumar, las lesiones ocasionadas por el tabaco dejan de evolucionar. ¿Iba a decir: «No se lo merece»? Por supuesto que no... ¡Pero es cierto que los exfumadores soportan menos el humo que las demás personas!

Después de...

Después de 20 minutos de dejarlo, la tensión arterial y la frecuencia cardíaca se normalizan.

Después de 24 horas, se elimina el monóxido de carbono (CO) de la sangre y el riesgo de infarto de miocardio disminuye.

Después de 48 horas, mejoran el olfato, el gusto y la calidad del sueño.

Entre 2 semanas y 3 meses después, la tos y el cansancio disminuyen, y la respiración mejora.

Después de 1 año, se tiene el mismo riesgo de accidente cerebrovascular que el no fumador.

Después de 5 años, se tiene el mismo riesgo de infarto de miocardio que el no fumador.

¿QUÉ HAY DEL VAPORIZADOR Y EL VAPEADOR?

Según el OFDT, el Observatorio Francés de Drogas y Toxicomanías, entre 1 y 2 millones de personas son «vapeadores» —fumadores de cigarrillos electrónicos— habituales en Francia. Se trata de un grupo de población en constante crecimiento, que contribuye a cierto descenso del consumo del tabaco. Aunque es preferible dejar el cigarrillo sin sustituirlo por otro producto para «deshabituarse» de la gestualidad, el cigarrillo electrónico es mucho menos tóxico que el cigarrillo clásico.

¿QUÉ ES EL CIGARRILLO ELECTRÓNICO O E-CIGARRILLO?

✔ El cigarrillo electrónico está compuesto por un tubo provisto de una resistencia que calienta un líquido para transformarlo en vapor. El compuesto propilenglicol está en el origen del vapor de agua. En este líquido, hay nicotina en dosis variable (sin superar los 20 mg/l), pero no es imprescindible.

✔ El cigarrillo electrónico contiene también «productos tóxicos y adictivos», pero «entre 100 y 1.000 veces menos peligrosos que el tabaco».

✔ En el cigarrillo electrónico no hay alquitrán ni benzopireno, que se indican en los paquetes de cigarrillos, ni tampoco nitrosaminas, que son las principales sustancias cancerígenas.

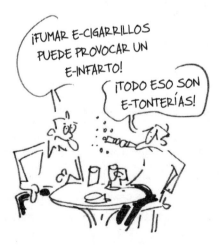

Pero aún no se conocen los efectos tóxicos del propilenglicol, de la glicerina o de los aromas artificiales, así como tampoco de un consumo superior a 12 meses. En cualquier caso, no se debe utilizar nunca el cigarrillo electrónico sin líquido.

¡DOCTOR, SOLO CONSUMO TABACO QUE NO SE FUMA!

Existen dos tipos de TNF (tabaco no fumado) perjudiciales para el corazón: El rapé, tabaco seco que se aspira (en inglés, *dry snuff*), y el *snus,* tabaco húmedo que se masca (en inglés, *moist snuff*).

Se desaconseja el consumo de ambos porque son nocivos para la función cardíaca.

¿TENGO QUE INCLUIR UNA CONCLUSIÓN PARA CONFIRMARTE LO QUE YA SABES?

➺ El tabaco es el peor enemigo del corazón y de las arterias.

➺ Las arterias se estrechan lentas pero seguras, sin mostrar ningún síntoma durante mucho tiempo.

El accidente cardiovascular suele ser agudo y llega sin avisar, sin ningún signo precursor.

El tabaco anula prácticamente todo lo bueno que hagas por tu salud.

El daño de las arterias se produce muchos años antes que el daño pulmonar, en particular, que el cáncer de pulmón.

Nunca es demasiado tarde para dejar el tabaco, es la suerte del fumador.

Para terminar, no está prohibido fumar y yo no soy la policía, así que tú decides…

Como decía Arturo Toscanini: "Besé a mi primera novia y fumé el primer cigarrillo el mismo día. Desde entonces no he tenido tiempo para volver a fumar."

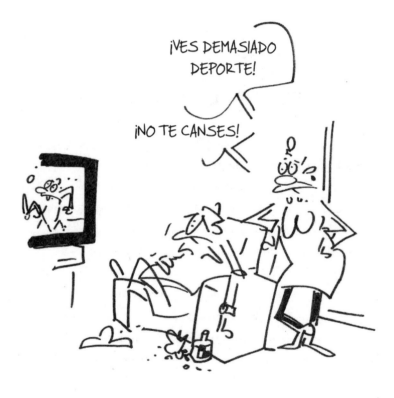

2

Deporte… para tener un ataque al corazón

De cada 10 personas que practican deporte:
- 5 no practican un deporte adaptado a su perfil.
- 5 hacen el deporte adecuado, pero 4 lo practican mal.

Conclusión: solo 1 persona de cada 10 obtiene un beneficio óptimo para su salud. ¡Con esto está todo dicho!

Me da mucha rabia cuando oigo a las personas de mi entorno y a mis pacientes describir la actividad física que practican, confundir deporte y actividad física, placer y rendimiento, resistencia anaeróbica y resistencia aeróbica, «ser deportista» y «haber sido deportista».

Me da mucha rabia no tener tiempo para explicar a mi entorno y a mis pacientes cómo practicar una actividad física controlada, adaptada, regular y progresiva, con un material adecuado y una iniciación mínima.

Me da mucha rabia no conseguir explicar que una actividad física bien practicada permite evitar al menos el 80% de las enfermedades y alargar considerablemente la esperanza de vida, vivir mejor y durante más tiempo.

Pero el deporte no es un capital, y sus beneficios se esfuman tan rápido como se producen. Suelo comparar el deporte con las compañías aéreas: hay que volar mucho para acumular millas, pero se pierden en cuanto las utilizas. ¡Un campeón de Francia de ciclismo que haya abandonado la práctica de todo deporte tendrá, al cabo de dos años, el mismo corazón que una persona casera y sedentaria de toda la vida!

En cuanto al corazón, es el primer órgano que se beneficia de una actividad física bien practicada. Y esto se aplica tanto al corazón sano como al enfermo.

Pero, ¡cuidado!

Aunque una actividad física bien practicada disminuye el riesgo cardiovascular, una actividad física mal practicada lo aumenta considerablemente.

TEST DEL DEPORTE

1. Los beneficios del ejercicio físico son definitivos.
2. Correr 5 km quema al menos 1.000 calorías.
3. 30 minutos de actividad física en un medio urbano muy contaminado equivalen a fumar 10 cigarrillos.
4. Una persona sedentaria que se pone a practicar de repente un deporte intenso multiplica su riesgo cardiovascular por 10.
5. El deporte adelgaza.
6. Disfrutar con el deporte mejora el rendimiento.
7. La actividad deportiva aumenta la esperanza de vida.

Respuestas

1. Falso.
2. Falso, unas 200.
3. Verdadero.
4. Falso, por 100.
5. Falso.
6. Verdadero.
7. Verdadero.

CONSEJOS PARA DEPORTISTAS QUE DESEEN TENER UN ATAQUE EL CORAZÓN

✔ **Haz deporte sin control médico.**

El control médico no pretende señalar las contraindicaciones del deporte, sino aconsejar la manera de practicarlo mejor y más segura.

✔ **Practica deporte menos de una vez a la semana.**

Practicar deporte una vez a la semana no es suficiente para conseguir un beneficio para la salud. Para simplificar, digamos que el organismo «olvida» al cabo de tres o cuatro días aproximadamente el 70 % de lo que ha conseguido. Si practicas una vez a la semana, es como si empezaras siempre de cero. Es una pena...

✔ **Practica una actividad física que no te guste.**

Todos los estudios demuestran que el «deporte suplicio» apenas produce beneficios para la salud. De todas maneras, una actividad física practicada a la fuerza nunca se hace bien. Sin embargo, siempre hay una actividad física que se adapta a ti.

✔ **Fuma antes o después de hacer deporte.**

Nunca hay que fumar durante la hora anterior a la actividad deportiva ni durante las dos horas siguientes: la nicotina causa una hiperexcitabilidad cardíaca, que puede provocar una muerte súbita. También genera una secreción de adrenalina que acelera el corazón y contrae las arterias. Asimismo, puede provocar una hipoglucemia. Además, el humo contiene monóxido de carbono, que disminuye la oxigenación de los músculos al desplazar al oxígeno de la hemoglobina.

✔ **No te preocupes al menor síntoma ocasionado por el esfuerzo.**

Hay que considerar como sospechoso cualquier síntoma que se manifieste durante o justo después de hacer un esfuerzo: si sientes dolor torácico, palpitaciones, mareo o ahogo inusual debes consultarlo con un médico. Estos consejos se aplican tanto al principiante como al deportista habitual, aunque esté bien entrenado.

✔ **Empieza bruscamente a hacer un esfuerzo intenso.**

Cuando comenzamos bruscamente a realizar un esfuerzo, utilizamos poco oxígeno y trabajamos de forma anaeróbica. La energía necesaria se obtiene directamente del músculo utilizado. Para la persona sana, puede suponer una limitación rápida del esfuerzo. Para la persona potencialmente cardíaca, puede provocar una brusca subida de la tensión arterial y de la frecuencia coronaria, incluso un grave trastorno del ritmo que ocasione una muerte súbita.

El calentamiento es la base de toda actividad deportiva. Para el buen mantenimiento del sistema cardiovascular, es preferible practicar deportes de resistencia aeróbica (ciclismo, atletismo o natación), aunque no está prohibido asociarlos a una actividad anaeróbica moderada (musculación o gimnasia).

✔ **Deja bruscamente de hacer un esfuerzo intenso.**

✔ **Bebe alcohol la víspera de una prueba deportiva.**

✔ **Practica con gente de un nivel superior al tuyo.**

✔ **Practica una actividad física con fiebre.**

✔ **No te hidrates durante una actividad física de más de media hora.**

✔ **Practica deporte con 5 °C bajo cero o con más de 30 °C.**

✔ **Dópate, aunque sea un poco y de forma ocasional.**

Por todas partes oímos: «¡Practica deporte, haz ejercicio físico!», pero nadie dice: «Practica el deporte adecuado y, sobre todo, practícalo bien».

Por esa razón, es obligado reconocer que, paradójicamente, una gran mayoría de deportistas no disfrutan como deberían de los beneficios del deporte para su salud. Peor aún: la actividad física mal practicada tiene efectos perjudiciales para el corazón y la salud, por no hablar de los efectos nefastos para las articulaciones, los tendones, los músculos o los huesos. Y es una pena, porque una actividad física regular, moderada y progresiva puede proporcionar rápidamente un auténtico corazón de atleta.

No hay que confundir al deportista habitual con el exdeportista que retoma el ejercicio, ni con el sedentario que empieza a practicarlo.

LOS EFECTOS DEL DEPORTE PARA EL CORAZÓN

A grandes rasgos, el lado izquierdo del corazón recibe la sangre oxigenada de los pulmones y la envía, mediante sus contracciones, a todas las partes del cuerpo, a los músculos y a los órganos. Estos extraen el oxígeno de la sangre que llega y expulsan el CO_2 en las venas, que retornan al lado derecho del corazón y, a continuación, a los pulmones para recargarse de oxígeno.

Cuando hacemos un esfuerzo, la respiración se acelera para facilitar el intercambio de gases (oxígeno/CO_2) y la frecuencia cardíaca aumenta para llevar más sangre oxigenada a los músculos. Además, las arterias se dilatan para incrementar el flujo de sangre que estos reciben.

Con el entrenamiento, el corazón, sobre todo el ventrículo izquierdo, aumenta ligeramente de volumen y mejora su fuerza de contracción. De este modo, la sangre llega con más facilidad a los músculos.

CÓMO PRACTICAR UN DEPORTE BENEFICIOSO PARA LA SALUD Y EVITAR UN ATAQUE AL CORAZÓN

✔ Elige un deporte adaptado a tu morfología y tu psicología.

✔ Aprende buenos hábitos.

✔ Después de un periodo prolongado de inactividad, recupera la práctica de forma progresiva.

✔ Practica al menos dos veces por semana.

✔ Elige bien el equipo.

✔ Da preferencia a la resistencia aérobica y acompáñala con resistencia anaeróbica.

✔ Realiza un calentamiento antes de cualquier actividad deportiva, y ejercicios de estiramiento después.

✔ No hagas ejercicio en un ambiente muy contaminado.

✔ Hazte un chequeo médico.

✔ Y, sobre todo, no dudes en preguntar.

En reposo, el corazón bombea 5 litros de sangre por minuto (es el débito cardíaco). Cuando se hace un esfuerzo, este débito puede alcanzar los 18 litros en la persona sedentaria y los 35 en el deportista de nivel internacional. Pero los efectos beneficiosos de la actividad física para el sistema cardiovascular no acaban ahí: la sangre se vuelve más fluida y se coagula menos, el colesterol total baja y la parte de «colesterol bueno» o HDL, que protege nuestras arterias, aumenta. Hasta ahora, no hay ningún medicamento que suba el HDL, solo se consigue con la actividad física.

Por otra parte, sabemos que un estado inflamatorio aumenta el riesgo cardiovascular. La actividad física disminuye la inflamación.

DEPORTE Y DROGAS, UNA IDEA ESTUPENDA PARA TENER UN ATAQUE AL CORAZÓN

El dopaje permite, de forma artificial, mejorar el rendimiento deportivo y aumentar la potencia y la resistencia, así como enmascarar el cansancio.

Por desgracia, suele asociarse el deporte con el dopaje. Los deportistas de alto nivel tienen, en cierto modo, una obligación de conseguir resultados, y las consideraciones económicas la refuerzan. Además del fraude, la factura para la salud, en particular para el sistema cardiovascular, puede ser muy elevada.

Explícale a una joven y flamante gloria de 20 años, que gana una fortuna de repente, que está poniendo en peligro su salud… Te responderá que ya se ocupará de ello más adelante.

Un jugador de baloncesto de alta competición llegó un día a mi consulta para un chequeo de aptitud en relación con la práctica de su deporte. Al hacer la ecografía del corazón, descubrí una anomalía cardíaca (miocardiopatía obstructiva) que puede provocar la muerte súbita. Sentí mucho decirle que el deporte de alto nivel estaba contraindicado en su caso. Me respondió que consultaría a otros médicos hasta conseguir su autorización. Nunca logré ponerme en contacto con su entrenador...

Las sustancias dopantes más conocidas son los esteroides anabolizantes, los corticosteroides y los estimulantes de todo tipo, como la efedrina. Sin embargo, muchos otros productos medicinales, desviados de su uso original, se convierten en sustancias dopantes.

Por supuesto, las drogas «ilegales» están prohibidas en cualquier competición deportiva y, evidentemente, se desaconsejan en cualquier deporte en general.

Con frecuencia, estas drogas son la gota que colma el vaso y provoca el accidente coronario, sobre todo al realizar un esfuerzo por parte del enfermo cardíaco que se cree sano.

- La **cocaína** (y las anfetaminas como el éxtasis), potente psicoestimulante, aumenta el pulso, provoca arritmia, eleva la tensión arterial, mucho más si se realiza un esfuerzo físico, y puede causar un ataque al corazón, así como la muerte súbita. Contrae los vasos sanguíneos periféricos y acelera la respiración. Disminuye la fluidez de la sangre. Es aún más temible para el fumador y en caso de consumo de alcohol asociado. El *crack*, derivado de la cocaína, que se consume mediante inhalación, tiene un efecto más breve, pero más potente.

- La **heroína**, un potente opiáceo que se obtiene de la adormidera, es una morfina modificada químicamente. El heroinómano que practique una actividad deportiva puede sufrir depresión respiratoria, ralentización importante de la frecuencia cardíaca, bajada de la tensión arterial, síncope e, incluso, muerte súbita.

➤➤ La **cafeína**, inofensiva en dosis normales, incluso buena para la salud, puede, en altas dosis, disparar la tensión arterial o provocar trastornos del ritmo cardíaco.

➤➤ El **cánnabis**, como marihuana en tabaco o como hachís en resina desecada (mucho más potente), acelera la frecuencia cardíaca, disminuye la atención y la concentración (peligroso, por ejemplo, para los deportes de motor) y provoca bajadas repentinas de tensión.

➤➤ El *popper* —nitritos inhalados— es euforizante y mucho más afrodisiaco que el cuerno de rinoceronte. Puede provocar bajadas de tensión e, incluso, insuficiencia respiratoria.

➤➤ Los *magic mushrooms*, las setas alucinógenas, pueden provocar, en el enfermo coronario, un infarto de miocardio.

➤➤ El **GHB** (gammahidroxibutirato), mezclado con alcohol, es un desinhibidor sexual. Puede provocar una fuerte ralentización de la frecuencia cardíaca y una bajada de tensión.

Pero la creatividad y la curiosidad humanas son tales que se utilizan a veces sustancias como desodorantes, insecticidas, éter, pegamento o disolventes, las cuales pueden causar una muerte súbita.

➼ ¿Cómo no mencionar las **bebidas energizantes** (y no energéticas), sutiles cócteles de cafeína y taurina que, sobre todo mezcladas con alcohol, pueden provocar trastornos cardíacos? Por no hablar de los medicamentos desviados de su uso habitual y utilizados con efectos dopantes, como la **metadona,** los **vasoconstrictores nasales** (la efedrina), la **ketamina** (de empleo veterinario) o algunos **anestésicos.**

DEPORTE Y TABACO

TEST DE DEPORTE Y TABACO

1. La actividad física reduce los efectos del tabaco.
2. Los jóvenes deportistas fuman mucho menos que los jóvenes sedentarios.
3. Hacer deporte permite limpiar los pulmones.
4. Los efectos beneficiosos dejar el tabaco en relación con el deporte aparecen al cabo de 24 horas.

Respuestas

1. Falso.
2. Verdadero, 3 veces menos.
3. Falso.
4. Verdadero.

Los deportistas fumadores albergan muchas creencias, por supuesto falsas. No obstante, es cierto que los deportistas fuman algo menos que las personas sedentarias (un 24 %

frente a un 31 % en el año 2000) y que los jóvenes deportistas fuman tres veces menos que los sedentarios.

¿POR QUÉ EL TABACO, EL DEPORTE Y EL RENDIMIENTO NO SON COMPATIBLES EN ABSOLUTO?

✔ El humo inhalado irrita los bronquios y disminuye los intercambios de gases.

✔ El monóxido de carbono (CO) reduce la capacidad de los glóbulos rojos para llevar oxígeno a los músculos, porque este CO tiene una afinidad 200 veces mayor (que el oxígeno) con la hemoglobina.

✔ En los músculos, el CO se fija a la mioglobina, que normalmente transporta el oxígeno hacia ellos.

✔ El CO favorece la producción de ácido láctico.

✔ Cuando al corazón le falta oxígeno, debe latir más rápido y trabajar más.

✔ Por último, la nicotina impide la dilatación de las arterias en casos de esfuerzo y disminuye, de este modo, el VO2 máx (la cantidad máxima de oxígeno que el organismo puede absorber, transportar y consumir en un tiempo determinado).

EL DEPORTE DESPUÉS DE LOS 60 AÑOS (O 65 SI APARENTA MENOS): LOS SECRETOS PARA GANAR EL PREMIO GORDO

TEST DEL DEPORTISTA SÉNIOR

1. Se aconseja practicar el vóley playa y el tenis de mesa después de los 60 años.
2. El deportista sénior que nunca ha dejado de practicar deporte no necesita control médico.
3. No es necesario recuperar el peso adecuado antes de volver a hacer deporte.
4. A partir de los 60 años, es mejor el ejercicio aérobico que el anaeróbico.
5. A partir de los 60 años, una sesión de 2 horas el domingo es beneficiosa.
6. A partir de los 60 años, es mejor practicar con personas de la misma edad.
7. A partir de los 60 años, es normal tener palpitaciones cuando se hace un esfuerzo.

Respuestas

1. Verdadero. Casi todos los deportes se pueden practicar, a condición de que practiquen bien (véase más adelante), con deportistas del mismo nivel, sin superar ciertos límites, siempre que dejemos en casa el espíritu de competición.

2. Falso. Bien al contrario, el organismo evoluciona con el tiempo, por desgracia, no siempre en la dirección correcta, y algunas patologías pueden desarrollarse lentamente, de forma insidiosa y sin síntomas manifiestos. Es imprescindible someterse a un control médico regular, sobre todo si se experimenta el menor síntoma al realizar un esfuerzo.

3. Verdadero. No es necesario perder peso ni alcanzar el «peso adecuado» antes de retomar la actividad deportiva. Al contrario, aunque EL DEPORTE NO ADELGAZA, puede contribuir a ello. Excepto en caso de patología, solo una dieta alimentaria sana permite perder peso o no recuperarlo, que es más importante. Es mejor ser una persona activa con algo de sobrepeso que delgada y sedentaria. Te lo dicen el corazón y las arterias. Incluso un estudio ha demostrado que, después de los 75 años, las personas con un ligero sobrepeso, rellenitas, vivían mejor y más tiempo que las personas delgadas. A partir de cierta edad, cuando adelgazamos, no perdemos grasa sino músculo, lo que provoca caídas e, incluso, insuficiencia renal por acumulación de productos de degradación muscular.

4. Falso. Hace unos años se pensaba que solo los deportes aeróbicos eran buenos a partir de cierta edad, pero ahora las actividades anaeróbicas han recuperado su buena reputación y están muy aconsejadas para el deportista sénior, incluso de edad avanzada. Unas sesiones de musculación dirigidas por un profesional son muy recomendables; por supuesto, sin pretender hacer músculo para ligar con señoras o caballeros. La actividad anaeróbica fortalece los huesos. Lo ideal es combinar resistencia aeróbica y anaeróbica.

5. Falso. Digámoslo de una vez por todas: practicar deporte una vez por semana no representa apenas un beneficio para la salud. En resumidas cuentas, el organismo «olvida» el 60 % de las cosas al cabo de tres o cuatro días. Es como si cada vez empezaras de cero. Más vale fraccionar los esfuerzos, moderados pero regulares, al menos en dos o tres veces por semana.

6. Verdadero y falso a la vez. Aunque no es cuestión de «hacer guetos» en función de la edad, tampoco es muy prudente practicar con deportistas de otra generación. Lo mismo se aplica a muchos gimnasios o clubes deportivos que mezclan en la misma sesión a principiantes, deportistas ocasionales, iniciados y entrenados, de modo que las personas más frágiles se ven obligadas a seguir el ritmo general.

7. Falso. Seguramente nunca lo repetiremos lo bastante: cualquier síntoma que se manifieste durante la realización de un esfuerzo debe consultarse al médico.

Resultados

6 o 7 respuestas incorrectas: revisa tu seguro médico, pronto lo vas a necesitar.

4 o 5 respuestas incorrectas: enhorabuena, conseguirás aumentar el índice de morbimortalidad cardiovascular.

De 1 a 3 respuestas incorrectas: un consejo, antes de retomar o continuar con tu actividad favorita, hazle una vista a tu médico de familia o tu cardiólogo.

0 respuestas incorrectas: si no has hecho trampas ni eres un jugador con suerte, bravo.

EL DEPORTE O, SIMPLEMENTE, LA ACTIVIDAD FÍSICA A PARTIR DE LOS 60 AÑOS

La esperanza de vida aumenta a toda velocidad (más de un trimestre cada año), y la calidad de vida también. En la actualidad, un individuo de 65 años tiene la fisiología de un individuo de 45 años a principios del siglo xx. Hoy, con 60 años, aún tenemos casi 30 años por delante, ¡y eso sin contar con los futuros avances que añadirán todavía más tiempo! Un ataque al corazón te fastidiará la vida durante muchos años, mientras tus amigos juegan al tenis, montan a caballo o salen a bailar.

A la vista del test anterior, ya sabes cómo ganar el premio gordo del corazón.

LA PRUEBA O EL TEST DE ESFUERZO

La prueba de esfuerzo es uno de los exámenes más habituales en cardiología. Esta prueba puede dar información sobre el corazón que ninguna otra proporciona, de forma sencilla, no invasiva y no tóxica (en alusión al escáner coronario, que no es invasivo, pero conlleva radiación). La resonancia magnética de estrés, un nuevo examen sin radiación, ocupa un lugar cada vez más interesante. Estudiar el corazón durante el esfuerzo permite, por un lado, detectar anomalías cardíacas invisibles en reposo y, por otro, obtener información sobre la condición física.

Es una prueba que no presenta ningún riesgo cuando se practica en condiciones adecuadas de seguridad (1 muerte por 20 000 exámenes). Sin embargo, no ha habido ni una vez en la que la he prescito que no me hayan mencionado el caso de René Goscinny, que murió durante una prueba de esfuerzo, hace… cuarenta años. Es preciso decir que el cardiólogo que la practicó olvidó la regla número uno: nunca someter a una prueba de esfuerzo a una persona que presenta un dolor torácico y, sobre todo, suspender la prueba si aparece ese dolor. Aunque Goscinny, que fumaba treinta cigarrillos al día, probablemente habría sufrido un infarto, quizás estaría hoy vivo, con 90 años, si no le hubieran hecho esa prueba de esfuerzo.

La prueba de esfuerzo se practica por lo general en un cicloergómetro (bicicleta estática) o en un tapiz rodante, aunque también se pueden utilizar otros aparatos en caso de dificultad para caminar o pedalear. Asimismo, se puede realizar sin esfuerzo físico, mediante la perfusión de un producto que acelera el corazón.

Durante la prueba se hace un electrocardiograma (ECG) y se toma regularmente la tensión arterial. La finalidad es aumentar la frecuencia cardíaca hasta cierto nivel y observar si aparecen anomalías: modificaciones típicas del ECG, tensión anormal, presencia de síntomas...

En medicina deportiva, la prueba de esfuerzo se puede utilizar para, además de detectar una anomalía cardíaca, valorar la adaptación cardiocirculatoria al esfuerzo: variaciones de la frecuencia cardíaca, potencia muscular, consumo máximo de oxígeno (VO2 máx), recuperación, etc.

Importante para todo deportista en ciernes, este examen se realiza con frecuencia a los deportistas de alto nivel.

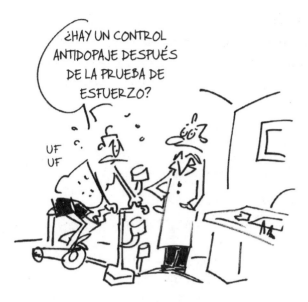

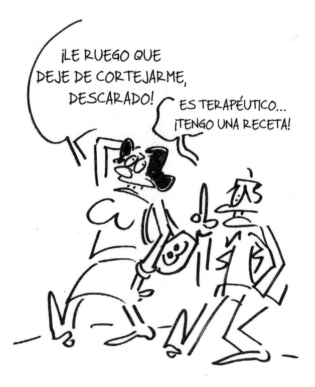

3

Estrés… para tener
un ataque al corazón

El estrés, la depresión y la ansiedad forman el trío ganador
para tener un ataque al corazón (¡y una recaída!).

Se dice que el mundo actual es más estresante que el de los
últimos siglos. No, el mundo actual no es más estresante que
antes. A principios del siglo XX, atravesar el Bosque de Bou-
logne era muy arriesgado, con un 50% de posibilidades de que
te degollaran. No, el mundo no es más estresante que hace uno
o dos siglos, son las causas de estrés las que han cambiado. En
el siglo XVIII, lo estresante era encontrarse en un campo de
batalla o vivir una epidemia de peste; hoy es ver todo el tiempo
las cadenas de informativos o buscar trabajo. La vida actual
nos trae su ración de estrés, suficiente para aumentar el riesgo
cardiovascular: cambios de vida, estrés familiar, estrés profesional, dificultades económicas, pérdida de empleo, paro…

Sobre el estrés está todo dicho, lo verdadero y lo falso, lo mejor y lo peor, aunque abundan los tópicos, las malas interpretaciones y las falsas certezas. Sin embargo, se lo ha subestimado como desencadenante o agravante de las enfermedades cardiovasculares, en particular de las coronarias. Los efectos perjudiciales del estrés para el corazón se conocen desde hace décadas, pero suelen subestimarse o ignorarse inconscientemente por los médicos debido a la falta de formación y, sobre todo, de tiempo. En 2004, el estudio Interheart empezó a sensibilizar al cuerpo médico. Este estudio demostró que el estrés psicosocial, sobre todo el estrés profesional, constituía un importante factor de riesgo cardiovascular, que se situaba al mismo nivel que el tabaquismo o la hipercolesterolemia no tratados.

El estrés puede considerarse como una defensa del organismo frente a las agresiones exteriores de cualquier clase. Sin embargo, si antes se creía que la respuesta del organismo al estrés se limitaba a una descarga de adrenalina o de cortisol, ahora sabemos que esta respuesta es multifactorial: endocrina, sensorial, afectiva, conductual y social. Por este motivo, la respuesta al estrés variará de un individuo a otro.

El estrés no es necesariamente malo para la persona, con frecuencia cumple incluso una función de protección. Ha permitido al ser humano adaptarse a los cambios a lo largo de su historia y seguir aquí…

Estos efectos positivos se convierten en negativos para la salud cuando se rompe el equilibrio y las cosas se complican y afectan al organismo. Pero tales efectos se aprecian y se soportan de manera diferente en función de los individuos, ya que cada uno es más o menos resistente o sensible al estrés y a sus consecuencias.

No olvidemos tampoco que la misma enfermedad coronaria puede ser una causa de estrés. Se habla incluso de «psicocardiología». Es fundamental no confundir el estrés con la ansiedad y la depresión, aunque los tres están más o menos relacionados y pueden aumentar el riesgo cardiovascular e, incluso, favorecer una repetición del accidente cardíaco.

El estrés se sitúa entre los factores de riesgo cardiovascular: en muchas enfermedades, el estrés no es la causa, pero puede incrementar los indicios y agravar el pronóstico. Ahora bien, en el caso del corazón tiene una implicación directa y parece interactuar con los otros factores de riesgo clásicos, como la hipercolesterolemia, la diabetes, el tabaco o la hipertensión arterial.

¿CÓMO DAÑA EL ESTRÉS EL SISTEMA CARDIOVASCULAR?

El estrés produce reacciones biológicas, como la secreción de catecolaminas y corticoides, que aceleran el ritmo del corazón y contraen los vasos sanguíneos. Esto está bien cuando sangramos, pero no tanto cuando tenemos un estrechamiento en las arterias.

El estrés desencadena también la secreción de otras muchas hormonas que provocan una mayor coagulación de la sangre y una inflamación de las paredes.

El estrés eleva la tensión arterial de manera aguda o crónica. El ejemplo más típico es el de la tensión que tomo al principio de mi consulta. En la gran mayoría de los casos es más alta de lo que sería sin mi presencia; es el *white coat syndrome*, el efecto de la bata blanca. La mayoría de las veces, gracias a «mi enfoque tranquilizador», las cifras bajan al cabo de unos minutos. Por este motivo, es importante volver a tomar la tensión unos 5 o 10 minutos después cuando parece elevada, es decir, por encima de 140 para la primera cifra. También es conveniente equiparse con un tensiómetro electrónico de brazo y tomársela en casa, sin caer, por supuesto, en la obsesión.

El estrés provoca desmotivación para seguir un tratamiento, con frecuencia después de haber sufrido un infarto de miocardio.

Como sucede con el alcohol, el estrés en dosis moderadas no es perjudicial para la salud, pero demasiado estrés = tormenta a la vista. También es preciso señalar que el mismo estrés tendrá distintas consecuencias según los individuos.

Podemos diferenciar el estrés agudo y el estrés crónico.

EL ESTRÉS AGUDO

Un accidente en la vía pública, una agresión verbal o física, una mala noticia, una discusión, un trauma, un enfado, pero también una competición deportiva, un partido de fútbol retransmitido por la tele, la elección de Donald Trump…

Un ataque de ira puede aumentar considerablemente el riesgo de infarto de miocardio, especialmente en las personas frágiles o que ya presentan otros factores de riesgo cardiovascular.

EN RESUMEN, UN GRAN ENFADO:

✔ sube la tensión arterial;

✔ acelera el pulso;

✔ aumenta la coagulación de la sangre;

✔ contrae las arterias coronarias;

✔ multiplica el riesgo de infarto entre 8 y 10 veces en las dos horas siguientes.

¿Y EL ESTRÉS CRÓNICO?

El estrés crónico se debe a los problemas económicos, a las malas relaciones en el trabajo o en casa…

El estrés psicosocial es responsable del 30% de los infartos de miocardio, la tercera causa, justo después del colesterol y el tabaquismo, y del 10% de los accidentes cerebrovasculares.

Como sabemos, los japoneses son adeptos a las 35 horas, pero al día, y a veces se matan trabajando, en sentido literal, como demuestra, por ejemplo, el síndrome de Karoshi. Este simpático síndrome causa una muerte súbita por exceso de trabajo. Aunque en Francia no hay mucho riesgo de que se dé este síndrome…

Algunos distinguen el estrés bueno del malo. El estrés bueno se experimenta cuando tu empresa va bien y te hace trabajar mucho. El estrés malo se sufre cuando tu empresa tiene deudas y sabes que no podrás pagarlas.

Algunos rasgos de carácter se asocian con el estrés crónico: impaciencia, espíritu competitivo, multiplicidad de tareas o de proyectos, perfeccionismo, agresividad, exigencia exagerada, etc.

Si un simple semáforo en rojo te provoca una descarga de adrenalina, si la menor contrariedad te vuelve loco de rabia, si tocas el claxon del coche cada 30 segundos, ha llegado el momento de preocuparte. Si el estrés te produce desmotivación y falta de energía, si te genera un cansancio irresistible, ha llegado el momento de preocuparte. Ya sabes que la misma enfermedad cardiovascular es una fuente de estrés.

CONSEJOS PARA AUMENTAR EL ESTRÉS Y PRECIPITAR EL ATAQUE AL CORAZÓN

- ✔ Dormir mal.
- ✔ No relajarse nunca.
- ✔ No hablar con nadie de tu estrés y, sobre todo, no escuchar a nadie.
- ✔ No expresar nunca las emociones.
- ✔ No hacer ejercicio físico.
- ✔ Abusar del alcohol y, en menor medida, del café.
- ✔ No disfrutar de manera habitual.
- ✔ No escuchar nunca música.
- ✔ No reírse o sonreír jamás.
- ✔ No comentar los problemas laborales.
- ✔ Fumar para relajarse.
- ✔ Tener siempre una actitud negativa y no relativizar nunca las cosas.

Si tu estrés persiste, no lo subestimes e intenta ponerte en tratamiento enseguida.

Aunque los medicamentos apropiados pueden ser útiles, hay muchas maneras de relajarse, más o menos eficaces en función de tu perfil. Por esta razón, es bueno comentarlo con tu médico de familia, que te ayudará o te aconsejará un especialista.

Elige el método que más te convenga, pero debes saber que ningún método funcionará sin tu voluntad, tu compromiso y tu motivación para encontrar una salida.

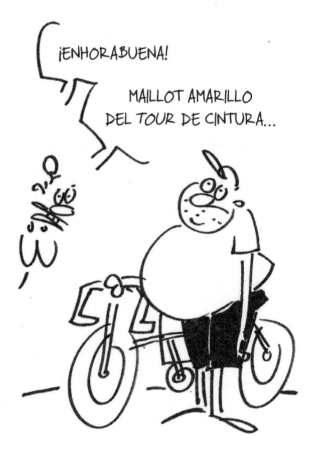

4

Sobrepeso y obesidad…
para tener un ataque
al corazón

TEST DEL SOBREPESO

1. Una persona delgada, sin ningún factor de riesgo cardiovascular, que toma grasas, aumenta dicho riesgo.
2. Una persona con un sobrepeso moderado, pero activa físicamente, tiene un mayor riesgo cardiovascular que una persona delgada y sedentaria.
3. Perder peso rápidamente protege de los problemas cardíacos.
4. A partir de los 75 años, las personas delgadas tienen una mejor calidad de vida que las personas con sobrepeso moderado.
5. A partir de los 75 años, estas personas delgadas tienen una mortalidad más baja que las personas con sobrepeso moderado.

6. En el sobrepeso y en la obesidad, el riesgo es idéntico.

7. Si tu índice de masa corporal (IMC = peso dividido entre el cuadrado de la altura, expresado en kg/m^2) se encuentra entre 27 y 30, tienes sobrepeso.

8. El IMC del niño es tan fiable como el del adulto.

9. El porcentaje de franceses con sobrepeso ¿es del 25 %, 35 %, 45 % o 60 %?

10. Dos personas que pierden el mismo peso reducen de la misma manera su riesgo cardiovascular.

Respuestas

1. Verdadero.

2. Falso.

3. Falso.

4. Falso.

5. Falso.

6. Falso.

7. Verdadero, y por encima de 30, obeso.

8. Falso, es menos fiable y existe el peligro de olvidar a los numerosos niños en riesgo. Lo mismo ocurre con los grandes deportistas.

9. El 35 %. Más de un hombre de cada dos tiene sobrepeso, y más de una mujer de cada tres.

10. Falso.

¡COMER GRASAS, UN FACTOR DE RIESGO!

Un día atiendo a un nuevo paciente. El examen revela la existencia de un síndrome coronario agudo, es decir, una situación de grave riesgo de obstrucción de una arteria coronaria a corto plazo y de infarto de miocardio. Prescribo su ingreso en el hospital, lo trato como es debido y el paciente recibe el alta al cabo de unos días, en perfecto estado. Lo veo una semana después en mi consulta y el ingrato, a punto estallar en cólera, me dice que no entiende por qué tiene riesgo de infarto. Nunca ha fumado ni bebido, no está gordo ni tiene ninguna patología conocida, sus análisis de sangre son como los de un bebé y no cuenta con antecedentes familiares. Le respondo: «En primer lugar, yo no tengo la culpa, y, en segundo lugar, acabamos de salvarle la vida…». ¡La gratitud personificada! Solo se le había olvidado decirme que, como no tenía ningún factor de riesgo cardiovascular, desde hacía veinte años, cenaba casi todas las noches… ¡*rillettes*![1]

Moraleja: aunque no tengas ningún otro factor de riesgo cardiovascular, comer grasas aumenta este riesgo. El 40 % de los infartos se producen en personas con un índice de colesterol normal. Por lo tanto, hay que diferenciar entre el colesterol circulante y el que se deposita en la pared arterial.

---

1. Carne de cerdo, conejo, caza, oca o pato, cocida en su propia grasa hasta obtener la textura de un paté. *(N. de la T.)*

¿POR QUÉ ESTAMOS CADA VEZ MÁS GORDOS?

La sociedad nunca ha estado tan informada: la televisión, la radio, la prensa y, ahora, Internet, nos proporcionan una cantidad ingente de información de todo tipo. Es el caso de las reglas sobre hábitos alimentarios saludables. La inmensa mayoría de la población ha oído al menos una vez que no se debe comer demasiado, que no se debe tomar grasas ni sal ni azúcar, que el sobrepeso «no es bueno» para la salud y que es conveniente practicar una actividad física de manera habitual. Decenas de revistas y centenares de páginas webs ofrecen abundante información sobre este tema, médicos colaboradores de los medios de comunicación entran en la intimidad de los hogares gracias a la tele o la radio, instituciones y sociedades científicas elaboran artículos y comunicaciones, el nivel de alfabetización es creciente, si no contamos a algunos políticos…

¡Sin embargo, el sobrepeso y la obesidad van en constante aumento y representan una auténtica pandemia! Busca el error… El hombre ha evolucionado durante milenios, y si antes comía para vivir o sobrevivir, hoy vive para comer, lo que no plantea ningún problema siempre que se sigan unas mínimas reglas. Quizás, después de caminar a dos patas, después de crecer, la evolución del hombre consistirá en engordar…

No olvidemos que comer es un placer y que la excesiva culpabilización social puede tener un efecto paradójico. Además, todos los individuos no son iguales ante el peso, los «gordos» no siempre comen peor que los «flacos», la naturaleza es injusta… y el sobrepeso no está necesariamente relacionado con la alimentación. Por último, nuestra respuesta a la alimentación está en parte condicionada por el patrimonio genético que heredamos de nuestros padres. ¿Tendremos que demandarles?

También hay que «digerir» la multiplicación de las dietas: sin carne, sin lactosa, sin gluten, hiperproteicas, hipoproteicas, sin harina, sin pan, sin azúcar, según el grupo sanguíneo (sic) y, por supuesto, ¡sin comida en absoluto! Se habla de los efectos perjudiciales del sobrepeso para la salud, pero los efectos de las dietas inadecuadas o mal enseñadas pueden ser peores.

¿QUÉ ES EL SOBREPESO?

Veamos un poco de fisiología para entender mejor lo que es el sobrepeso. Según la OMS, el sobrepeso y la obesidad se deben a una acumulación anormal o excesiva de grasa corporal que puede ser perjudicial para la salud. La masa grasa representa el 30 % del peso corporal en la mujer y el 16 % en el hombre. La masa magra está compuesta por músculos, huesos, órganos y vísceras.

La masa grasa está formada por los adipocitos, que son células más o menos llenas de grasa. Cuando cogemos peso, los adipocitos aumentan su concentración de grasa y se multiplican para permitir el almacenamiento de más grasa aún. El aumento de peso causado por un incremento de masa muscular no se considera sobrepeso (¡siempre que este aumento solo se deba a la actividad física, claro!). En resumen, se rompe el equilibrio entre las entradas y las salidas, bien por un aumento de las entradas, bien una disminución de las salidas.

PARA SABER SI SUPERAMOS LOS LÍMITES

El índice de masa corporal, IMC o BMI (*body mass index*), se expresa en kg/m^2.

IMC = peso/altura^2

Inferior a 25: peso ideal

De 25 a 30: sobrepeso

De 30 a 35: obesidad moderada

De 35 a 40: obesidad severa

Superior a 40: obesidad mórbida

EL PERÍMETRO DE LA CINTURA Y DEL CUELLO

La obesidad abdominal es un factor independiente de riesgo cardiovascular, especialmente de infarto de miocardio.

El riesgo cardiovascular aumenta cuando se supera un perímetro de cintura de 100 cm en el caso del hombre y de 88 cm en la mujer.

El perímetro del cuello también predice el riesgo cardiovascular cuando mide más de 36 cm en la mujer y de 39 cm en el hombre.

TEST DE LOS ALIMENTOS QUE AUMENTAN EL RIESGO DE OBSTRUCCIÓN DE LAS ARTERIAS

1. La bollería.
2. Los frutos secos tostados y salados.
3. La pasta *al dente*.
4. Los cereales del desayuno.
5. Las sardinas en conserva.
6. Un gran consumo de té.

Respuestas

1. Verdadero. No hay nada peor, contiene ácidos grasos insaturados, llamados «trans», artificiales. Lo mismo ocurre con la *quiche* y la *pizza* (es una pena…).

2. Verdadero. El exceso de sal sube la tensión sanguínea. Por el contrario, los frutos secos sin sal —como las almendras y las nueces— son buenos para las arterias.

3. Falso. Cuanto más cocida está la pasta, más elevado es su índice glucémico, lo que resulta perjudicial para las arterias (por esta razón, nuestros amigos italianos, que consumen grandes cantidades de pasta *al dente*, tienen menos accidentes cardiovasculares).

4. Verdadero. En este caso también se da un índice glucémico demasiado alto, sobre todo para los niños.

5. Falso. Las sardinas, como pescado azul, se encuentran entre los mejores productos para la salud de nuestras arterias y de otros órganos. Contienen ácidos grasos de la familia omega 3. También es uno de los pescados que absorbe menos contaminantes del mar. Y, para ponerle la guinda al pastel, las sardinas ayudan a prevenir el envejecimiento celular con su acción antioxidante.

6. Falso. El té contiene flavonoides, que son unos potentes antioxidantes. Estudios observacionales han demostrado que los consumidores de té tienen un menor riesgo cardiovascular.

LAS CIFRAS RELEVANTES EN EL MUNDO

2.000 millones de adultos tienen sobrepeso, de los cuales 600 millones son obesos, con una distribución heterogénea: un 26 % de la población en América y un 3 % en el sureste asiático. 42 millones de niños menores de 5 años sufren sobrepeso u obesidad.

Paradójicamente, el sobrepeso y la obesidad afectan más a los países pobres o en vías de desarrollo.

Por lo tanto, el nivel de vida es inversamente proporcional al sobrepeso, el cual aqueja sobre todo a las mujeres. Por desgracia, este es también el caso de Francia, donde la obesidad afecta de manera preferente a las clases más desfavorecidas.

México se lleva la palma del sobrepeso y la obesidad, con un 70 % de la población y, sobre todo, ¡con un tercio de los niños obesos! ¡Cuando sabemos que allí la Coca (el refresco, no la…) es más barata que el agua…! Los mexicanos son también los que desayunan más rápido del mundo (otro factor de aumento de peso), mientras que en el otro extremo se encuentran los franceses, que son los que desayunan con más lentitud. Es el único ámbito en el que los franceses son lentos, por supuesto… El sobrepeso es algo mayor en las mujeres que en los hombres.

LAS CIFRAS EN FRANCIA

➺ El 13 % de los adultos son obesos (con un crecimiento del 5 % cada año).

- El 18 % de los niños (de 3 a 17 años) tenían sobrepeso en 2014 (frente al 5 % de 1980).
- El 3,5 % de los niños (de 3 a 17 años) sufren obesidad.
- Con una desigualdad geográfica: hay mayor obesidad en la región de Nord Pas-de-Calais que en el Sur y en París.
- En Europa, Bélgica se lleva el maillot amarillo (de la grasa), con un 89 % de sobrepeso, Francia se sitúa en un 54% y el último de la fila (para bien) es… Suiza (UK *Health Forum* para la OMS).

EL COSTE DEL SOBREPESO PARA LA SOCIEDAD

Se calcula que, como mínimo, el coste económico del sobrepeso y la obesidad representaría entre el 2 y el 7% del gasto sanitario.

En Estados Unidos el coste ronda los 100.000 millones de dólares.

¿Y cómo afecta todo esto al corazón?

La relación entre la alimentación y las enfermedades cardiovasculares es bastante compleja y no se entiende bien del todo.

Sabemos que la fibra contenida en las frutas y verduras, así como los antioxidantes, ejercen una acción beneficiosa sobre el colesterol y la coagulación. El potasio de las frutas y verduras tiende a disminuir la tensión arterial. Además, estas son pobres en ácidos grasos saturados y poco calóricas.

Pero, en cualquier caso, sea cual sea la causa, el sobrepeso y el corazón están íntimamente relacionados: el sobrepeso y la obesidad representan un factor de riesgo cardio-vascular importante.

HIPERTENSIÓN ARTERIAL Y SOBREPESO

En Francia, el 20% de la población es hipertensa. La hipertensión arterial es 6 veces más frecuente en individuos obesos. El 30% de las personas obesas son hipertensas, y el 30% de los hipertensos acaban siendo obesos.

El perímetro de la cintura es un indicador de riesgo cardiovascular. Se mide con una cinta métrica, que situamos entre el ombligo y las últimas costillas. La medida no debe superar los 102 cm en el caso de los hombres ni los 88 cm en las mujeres. Si tienes un abdomen en forma de manzana, ¡preocúpate por tu corazón y consulta a tu médico!

Pero hay sobrepeso y sobrepeso, además de que, por sí solo, el sobrepeso no es el demonio personificado para la función cardíaca. El síndrome de apnea del sueño (SAS), la obstrucción de las vías respiratorias que provoca pausas en la respiración, es más frecuente en personas obesas o con sobrepeso, y favorece la hipertensión arterial. Representa por sí solo un factor de riesgo cardiovascular. Por esta razón, hay que investigar cuando la persona (¡o su acompañante!) se queja de la calidad de su sueño y, sobre todo, de somnolencia o cansancio anormal durante el día.

LAS PRUEBAS DE LOS ESTUDIOS CIENTÍFICOS

Comer 5 raciones de frutas y verduras al día disminuye un 26% el riesgo relativo de accidente cerebrovascular (ACV) y un 17% el riesgo relativo de cardiopatía isquémica (infarto de miocardio e insuficiencia coronaria) con relación a un consumo de 3 raciones.

La dieta mediterránea reduciría en un 30% la aparición de un primer episodio cardiovascular en los individuos mayores de 55 años.

ALCOHOL, PESO Y CORAZÓN

El alcohol tiene una curiosa relación con el peso: aunque las bebidas alcohólicas son muy calóricas, ¿quién no se ha dado cuenta de que rara vez un «alcohólico» tiene sobrepeso?

Ello se debe a que hay diferencias entre el consumidor moderado, el consumidor habitual y el consumidor excesivo.

En el caso particular del consumidor excesivo, este tiene más riesgo de desnutrición que de obesidad, a causa de la carencia de distintos nutrientes y de la mala absorción de las comidas, así como del daño del hígado, del páncreas y de otros órganos.

Los efectos del alcohol sobre el peso son bastante complejos: el alcohol aumenta el catabolismo, es decir que acelera el organismo y le hace perder calorías, ya que el hígado es el encargado de degradar el alcohol que recibe y esto representa un consumo de energía. El alcohol mejora la sensibilidad a la insulina, lo que es bueno para el organismo, pero también aumenta el apetito. Además, cuando el hígado está ocupado con la degradación del alcohol, no puede encargarse de las grasas. Por esta razón, el peor momento para consumir alcohol es... ¡el aperitivo! Alcohol Y grasas (patatas fritas, canapés, embutido, etc.) = muy malo.

- Una copa de vino → 100 calorías
- 100 g de cacahuetes → 600 calorías
- Una cerveza → 140 calorías
- 100 g de patatas fritas → 540 calorías
- Un *whisky* → 380 calorías
- 100 g de paté de aceitunas → 260 calorías

El champán y los vinos cocidos son los que contienen más azúcar.

En resumen, aunque peso y enfermedades cardiovasculares están asociados, el alcohol apenas provoca un aumento de peso en el consumidor moderado ni... en el gran alcohólico. Entre los dos, en función del tipo de alcohol, sobre todo mezclado con refrescos o acompañado de productos grasos, ¡calcula una talla más!

SI TIENES SOBREPESO Y BUSCAS UN ATAQUE AL CORAZÓN

✔ No te hagas ningún chequeo médico.

✔ Sigue las dietas más extremas.

✔ Practica el yoyó con tu peso (¡no hay nada peor!).

✔ Picotea entre horas.

✔ No dejes de fumar por miedo a engordar.

✔ Bebe más de 2 o 3 copas de alcohol al día.

✔ No cambies de hábitos alimenticios y practica cualquier actividad física.

✔ Pasa sentado la mayor parte del tiempo.

✔ Ronca cuando duermas.

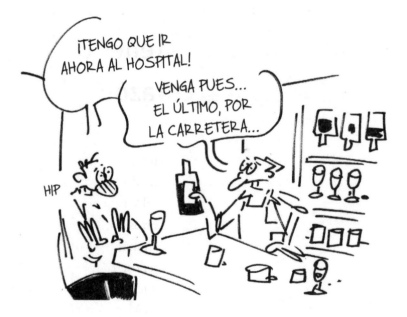

5

Alcohol… para tener un ataque al corazón

¿El vino es bueno para la salud y, en particular, para las arterias? Aunque es cierto que se consume alcohol desde hace milenios, en los últimos veinte años he observado una modificación importante del consumo. Nosotros bebíamos, desde luego, pero más vino por lo general, con más regularidad, y, sobre todo, nos emborrachábamos menos, en especial los más jóvenes. He visto muchos adolescentes llegar a urgencias con un coma etílico… Cuando estudiaba Medicina, salíamos a divertirnos para olvidar la promiscuidad casi permanente con la enfermedad, los enfermos, la miseria, el dolor y la soledad de los pacientes del hospital. Estas fiestas de los internos del hospital, que existían desde la noche de los tiempos, se llamaban *tonus* en mi época de despreocupación económica, social y sexual, anterior al sida. Compartíamos esos momentos de juerga, a menudo excesivos, pero sin malicia, y el alcohol era uno de los placeres (casi) controlados. Pero este consumo bien presente no era ni exagerado ni competitivo ni obligado. Los tiempos han cambiado, y el alcohol ha pasado del placer a la dependencia y a la competición extrema.

Se ha dicho de todo sobre el alcohol y su relación con el corazón y con los vasos sanguíneos. ¿Falso amigo? ¿Amigo sincero? ¿Auténtico enemigo? ¿En qué dosis? ¿Vino tinto, blanco o rosado? ¿Bebidas alcohólicas de alta graduación? ¿Tenemos que ponernos todos a beber?

En 1926, Pearl, un científico estadounidense, observó que, en la población obrera de Baltimore, los bebedores moderados tenían una esperanza de vida mayor que los abstemios o los grandes bebedores. Su conclusión de que un consumo moderado no era perjudicial para la salud no gustó nada en plena época de prohibición.

TEST DEL ALCOHOL

1. El alcohol en dosis moderadas tiene efectos beneficiosos para todo el mundo.
2. Si tomamos más de cuatro copas, nos baja la tensión.
3. Hay más contenido de alcohol en una copa de vino que en una cerveza.
4. El 20 % de las enfermedades cardiovasculares son imputables al alcohol.
5. Hay una relación directamente proporcional entre el consumo de alcohol y el estado de la pared arterial.
6. La cantidad de alcohol que se consume por semana determina el riesgo cardiovascular.
7. El alcohol engorda y aumenta indirectamente el riesgo cardiovascular.

Respuestas

1. Verdadero y falso. En los jóvenes no está demostrado ningún efecto beneficioso. En los hombres, a partir de los 40 años y en las mujeres, a partir de la menopausia.
2. Falso. Es a la inversa.
3. Falso, 13,5 g frente a 12 g.
4. Falso, un 10 % según el Instituto Nacional de la Salud y la Investigación Médica (INSERM por sus siglas en francés).
5. Verdadero según un estudio sobre el vino de Burdeos, pero es tóxico para el resto del cuerpo.
6. Falso.
7. Verdadero. Algunos nutricionistas afirman que no se puede adelgazar con un consumo superior a dos copas de vino al día.

¿CONSUMO MODERADO?

Numerosos estudios epidemiológicos demuestran tanto los efectos devastadores del alcohol para la salud de nuestro corazón como sus efectos protectores. La mayoría muestran una curva en J: un consumo moderado tiene un efecto protector, mientras que un consumo excesivo produce el efecto contrario.

Un consumo moderado (menos de 3 copas al día en el hombre y menos de 2 en la mujer) disminuye un 48 % el riesgo de mortalidad cardiovascular.

Por lo tanto, el vino en dosis moderadas tiene un efecto protector sobre las arterias coronarias, en parte gracias a unos compuestos flavonoides (presentes sobre todo en el vino tinto) y otros compuestos no flavonoides como el resveratrol (aunque se cuestiona su eficacia en pequeñas dosis).

El vino tiende a aumentar el colesterol bueno (HDL) y hacer menos tóxico el malo (LDL), mucho más que la cerveza o las bebidas alcohólicas de alta graduación. También hay que decir que consumidores (moderados) de vino tienen en general una alimentación más sana que los consumidores de cerveza o bebidas alcohólicas de alta graduación.

Asimismo, es preciso señalar que todos no somos iguales ante el alcohol, y que las mujeres son menos «iguales» que los hombres debido a una mayor sensibilidad, tanto para bien como para mal.

Todas las bebidas alcohólicas no son idénticas. Es sobre todo el vino, en particular el vino tinto, el que posee efectos protectores. Por ejemplo, la cerveza contiene pocos antioxidantes, y el vino blanco contiene 5 veces menos que el vino tinto.

Otro elemento importante: estudios realizados en Francia y en Irlanda han demostrado que es la forma de beber y no la cantidad de alcohol ingerida lo que tiene incidencia sobre el corazón y las arterias. Es mejor beber 2 copas al día, durante 5 días, que 5 copas diarias durante 2 días. Una cogorza, aunque sea ligera, duplica el riesgo de infarto.

¿CONSUMO EXCESIVO?

Por último, si el consumo moderado de alcohol es bueno para el corazón, o neutro al menos, un consumo excesivo es muy tóxico porque afecta al rendimiento cardíaco y provoca una insuficiencia cardíaca. Al corazón, dilatado y sin fuerzas, le cuesta trabajo enviar la sangre oxigenada a los órganos. Entre los síntomas clásicos de la insuficiencia cardíaca, está el ahogo al realizar esfuerzos moderados.

El alcohol, por encima de dosis moderadas, tiene un efecto hipertensor, es decir que provoca una subida de la tensión arterial.

También puede ocasionar trastornos del ritmo: extrasístoles (latidos de más), taquicardia (ritmo cardíaco superior a 120 latidos por minuto) e, incluso, arritmia (corazón completamente irregular), que pueden causar un ACV.

En efecto, un consumo excesivo de alcohol multiplica por 5 el riesgo de arritmia cardíaca por fibrilación auricular. Sabemos que el 20 % de los ACV se deben a este trastorno del ritmo.

En cambio, el vino tinto es el menos «arritmógeno». No se conoce en realidad lo que origina estos trastornos, pero el vino solo contiene vino... y otros productos que deben figurar en las etiquetas: sulfitos (SO_2), albúmina de huevo, lisozima, gelatina de pescado, lactitol, caseína, etc.

¿QUÉ HAY DE LA CERVEZA?

La cerveza tiene un efecto diurético, es decir que nos hace orinar. Por encima de cierta dosis presenta un riesgo de relativa deshidratación y, para el corazón, la deshidratación suele conllevar trastornos del ritmo cardíaco, taquicardia, extrasístoles y otras lindezas que se manifiestan mediante palpitaciones o, peor aún, mareos e, incluso, síncopes. Para el enfermo cardíaco, diagnosticado o no, la deshidratación puede ser la gota que colma el vaso.

El alcohol consumido en grandes dosis altera también la coagulación de la sangre y puede ocasionar hemorragias, sobre todo cerebrales.

PEQUEÑO APUNTE DE FISIOLOGÍA: ¿POR DÓNDE PASA EL ALCOHOL QUE CONSUMIMOS?

El alcohol que ingerimos pasa por el esófago, llega al estómago, donde se absorbe (ya) el 20 %, y, a continuación, pasa al intestino delgado, donde se absorbe rápidamente. El hígado es el encargado de tratar y degradar el alcohol, en concreto, el 80 %; el resto se elimina a través de la orina, el sudor y el aliento (lo que provoca su olor). El alcohol tarda unos 10 minutos en llegar al cerebro y provocar las sensaciones que conocemos. El hígado tarda una hora y media en degradar una copa de vino media. Si multiplicamos el número de copas tomadas, ¡podemos imaginar el tiempo que necesitamos para recuperarnos!

Las mujeres son más sensibles que los hombres al alcohol y aumentan más rápido su alcoholemia con el mismo consumo. Ellas son de menor estatura, tienen menos músculo, un hígado más pequeño, y por lo tanto, el alcohol en su cuerpo está más concentrado y tarda más en degradarse. Solo es un hecho… Si, por desgracia, la igualdad entre hombres y mujeres es poco visible en política o en términos salariales, en cuestiones de fisiología humana es aún peor.

¿Y EL *BINGE DRINKING*?

Borrachera exprés, curda, cogorza acelerada, colocón de alcohol, tequila rápido…

El *binge drinking* o atracón de alcohol consiste en beber como mínimo 3 copas de alcohol (30 g) en menos de una hora. El corazón se acelera rápidamente, la tensión arterial sube, los vasos sanguíneos se contraen y la coagulación aumenta. La morbilidad y el riesgo de morir se duplica.

Hace diez años no se veía nunca este fenómeno y ahora me lo encuentro a menudo en el hospital, con frecuencia en adolescentes y, sobre todo, cada vez más en mujeres.

¡CONSEJOS PARA TENER UN ATAQUE AL CORAZÓN!

✔ Bebe de manera irregular y en gran cantidad.
✔ Es preferible que tomes bebidas alcohólicas de alta graduación.
✔ Bebe mucho si eres hipertenso/a.
✔ Bebe sin preocuparte por saber si te provoca palpitaciones.
✔ Bebe y come grasas a la vez.
✔ Bebe mientras haces ejercicio físico, justo antes o justo después.

No olvides que, aunque el consumo moderado de alcohol no es malo para la salud, no debes obligarte a beber si no te apetece.

Por último, no basta con beber vino para disminuir el riesgo cardiovascular, también hay que practicar una actividad física, vigilar la alimentación, en resumen, llevar una vida sana.

¡Aunque no hay nada como un buen burdeos!

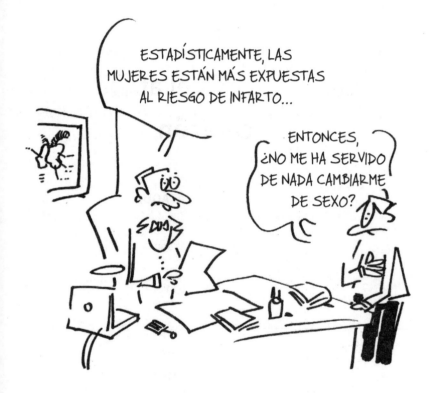

6

Las mujeres y el ataque al corazón

TEST SOBRE LAS MUJERES Y EL ATAQUE AL CORAZÓN

1. Las enfermedades cardiovasculares son la 3.ª causa de mortalidad en la mujer.
2. Mueren más mujeres por infarto de miocardio que por cáncer de mama.
3. Las grandes fumadoras que toman la píldora tienen el triple de riesgo de sufrir un accidente cardiovascular.
4. El 55 % de los franceses que mueren por un ataque al corazón son mujeres.
5. Hay más personas obesas entre las mujeres que entre los hombres.

Respuestas

1. Falso, es la 1.ª, y la 2.ª en el hombre.
2. Verdadero, 8 veces más. Supera la mortalidad de todos los cánceres juntos.
3. Falso, es 20 veces superior.
4. Verdadero.
5. Verdadero, un 15,7 % frente a un 14,3 %.

El cardiólogo al que sustituí en París era un hombre extraordinario. Marc Nivet, un cardiólogo prestigioso y respetado en el Hospital de la Pitié-Salpêtrière, era una mezcla de médico «de la vieja escuela», muy acicalado, seco en el trato inicial y, al final, socarrón, generoso y sobre todo adorado por sus pacientes, a los que había atendido durante más de treinta años. Además de su puesto en La Pitié, tenía una consulta privada en su apartamento de la calle Théophile-Gautier, en el distrito 16 de París. Segundo de a bordo, después del jefe de servicio, el profesor Yves Grosgogeat, nunca supe por qué no le habían nombrado profesor. Hubo un detalle de él que me marcó: era el único médico que conocía con una letra minúscula pero magnífica, perfectamente legible, excepcional para el gremio, con la que rellenaba sus fichas de cartón. En cuanto a mi letra… Compadezco al cardiólogo que venga después de mí. Ironías de la vida, en cuanto se jubiló, desarrolló una enfermedad de Parkinson en su forma más severa que se lo llevó rápidamente. Nunca olvidaré a este hombre, excelente clínico, sin los medios técnicos que tenemos ahora y que facilitan nuestro diagnóstico: la ecografía cardíaca, el Doppler, el Holter, el escáner o la resonancia magnética. Solo utilizaba el electrocardiógrafo y una especie de cabina de ascensor, que yo llamaba Chernóbil, para realizar radiografías de tórax y, de paso, rociar alegremente toda la habitación, en especial al cardiólogo, con una lluvia de rayos X. Durante mucho tiempo pensé que ese aparato era el responsable de su Parkinson.

Por suerte, los tiempos han cambiado, los aparatos de diagnóstico son ahora más seguros y eficaces. Además, la informatización de las consultas facilita la práctica diaria y reduce el tiempo que se lleva muchas veces el papeleo. La tecnología nos permite también una mejor gestión de los pacientes y, en especial, una trazabilidad de todo lo relativo a ellos. Todo este preámbulo para llegar al hecho de que basta con pulsar una tecla para saber cuántos pacientes tenemos, de qué tipo, cuáles son sus tratamientos y su historial, y extraer estadísticas de toda clase. Entre los datos que tenemos, uno de ellos es extremadamente importante: se trata de la proporción de mujeres, ¡siempre creciente en nuestra «pacientela»!

Señoras y señoritas, en dos generaciones vuestra vida ha cambiado considerablemente: trabajáis, os estresáis, tomáis la píldora y otras hormonas, fumáis, bebéis más alcohol, os movéis menos y, sobre todo, vivís más tiempo... Esto explica el hecho de que las enfermedades cardiovasculares sean la primera causa de mortalidad en las mujeres, mientras que representa la segunda en el hombre. En diez años, los infartos han descendido de manera regular en el caso de los hombres, mientras que en el de las mujeres se encuentran en progresión constante. El problema es que pocas de vosotras lo sabéis y sois conscientes de ello, porque se sigue considerando esta enfermedad como típicamente masculina.

Además, hasta una época muy reciente, los estudios se han olvidado de las mujeres. Las investigaciones, los ensayos clínicos y los estudios epidemiológicos se centraban en la población masculina. Por esta razón, ellas están peor diagnosticadas y peor tratadas que los hombres.

Los problemas cardiovasculares se presentan diez años más tarde de lo que sucede en los hombres debido al efecto protector de los estrógenos, pero la cosa no va por buen camino: el 11 % de las mujeres que sufren un infarto tienen menos de 50 años, mientras que hace veinte años solo era el 4 %. Las enfermedades cardiovasculares afectan a mujeres cada vez más jóvenes.

De todos los franceses que fallecen a consecuencia de una enfermedad cardiovascular (infarto, ACV), el 55 % son mujeres.

LAS MUJERES, LAS GRANDES VÍCTIMAS

Con relación al sexo antes llamado fuerte, los riesgos de sufrir una enfermedad cardiovascular o un ACV aumentan más rápido.

Las mujeres mueren más en el primer ataque al corazón (el 50 % frente al 30 % de los hombres).

Los accidentes cerebrovasculares tienen más consecuencias mortales en las mujeres que en los hombres.

La asociación tabaco-píldora puede multiplicar hasta por 5 el riesgo cardiovascular, e incluso por 20 en el caso de las fumadoras que consumen un paquete de cigarrillos o más al día.

El 60 % de los infartos producidos en mujeres de menos de 60 años se debe al tabaquismo.

Las mujeres diabéticas tienen un riesgo cardiovascular multiplicado por 8 respecto a las mujeres no diabéticas (mientras que, en el caso de los hombres, solo se multiplica por 3).

Entre las mujeres hay más personas obesas; la diabetes y la hipercolesterolemia son aproximadamente 4 veces más frecuentes.

El estrés también provoca un mayor riesgo cardiovascular en las mujeres que en los hombres.

La migraña aumenta el riesgo cardiovascular en la mujer.

Un estudio realizado por el *British Medical Journal* pone de manifiesto que, para las mujeres que padecen migraña, el riesgo de mortalidad precoz se incrementa en un 50 %, el de infarto en un 39 % y el de ACV en un 62 %.

LAS 3 ETAPAS IMPORTANTES EN LA VIDA HORMONAL DE LA MUJER

✔ **El periodo de la anticoncepción**

La mayoría de las píldoras anticonceptivas contienen estrógenos de síntesis, hormonas que tienden a favorecer la coagulación, es decir, la formación de coágulos de sangre que pueden obstruir una arteria (o una vena), sobre todo si la persona presenta factores de riesgo cardiovascular: antecedentes familiares, tabaquismo, colesterol alto, diabetes, hipertensión, etc.

✔ **El embarazo**

Durante el embarazo, el volumen de la sangre aumenta, así como la frecuencia cardíaca: el corazón trabaja más y se puede manifestar la existencia de una enfermedad cardíaca o su agravamiento. Por ello conviene realizar un chequeo cardiovascular, sobre todo si el embarazo se produce a edades tardías.

✔ **La menopausia**

En la menopausia, las mujeres se enfrentan a un descenso de sus índices hormonales naturales, que genera algunos cambios importantes como el aumento de peso y del colesterol, así como un incremento del riesgo de diabetes. A esto se añade la prolongación de la esperanza de vida, de modo que el periodo de menopausia es, a menudo, más largo que el de la actividad hormonal.

SÍNTOMAS ATÍPICOS

Es cierto que las diferencias con los hombres también se dan con respecto al diagnóstico, en ocasiones más difícil en el caso de las mujeres. Los síntomas son más atípicos, menos exagerados, aunque esto tampoco se da de forma sistemática. Sobre todo, porque la «diferencia suprema» con la mitad masculina es que las mujeres son menos blandengues, menos quejicas, y no asocian sus síntomas a un problema de corazón, lo que no facilita el diagnóstico. Se me ha dado el caso de barajar un problema coronario en una mujer que presentaba simples ardores de estómago, dolores abdominales y dorsales, un gran cansancio, vértigo, palpitaciones ¡y hasta dolores en las muñecas! Todos estos síntomas pueden hacer pensar en cualquier cosa, menos en un problema cardíaco agudo. No es un sexto sentido, sino el resultado de un abanico de presunciones que hay que tener en cuenta.

Otra diferencia importante se sitúa en el plano anatómico: las arterias coronarias femeninas son más finas que las de los hombres, se contraen y se obstruyen con más facilidad.

EL SÍNDROME DE TAKO TSUBO

El caso extremo es el famoso síndrome de Tako Tsubo o síndrome del corazón roto, que solo se produce en la mujer. Se trata de una auténtica «fulminación», que suele presentarse después de un gran impacto emocional o un gran estrés. Los síntomas son los del infarto de miocardio con dolor torácico, y los de la insuficiencia cardíaca con ahogo: el corazón se paraliza y deja de bombear sangre. A pesar de que este cuadro más que espectacular justifica una hospitalización inmediata, las coronarias analizadas son normales y la evolución es favorable en unos días o unas semanas. ¡Por esta razón, esté o no equivocada, nunca se debe contrariar a una mujer!

SEÑORAS, ESTOS SON MIS CONSEJOS PARA TENER UN ATAQUE AL CORAZÓN

✔ ¡Si tomas la píldora, fuma!

✔ En caso de dolor torácico, no llames inmediatamente al médico, espérate a que se pase.

✔ No te hagas un chequeo cardiovascular antes de la menopausia.

✔ Si tienes dos factores de riesgo cardiovascular, espera a que se manifieste el tercero.

✔ Tengas o no colesterol, tengas o no sobrepeso, come grasas y azúcares.

✔ No practiques ejercicio físico, aunque estés delgada.

✔ Déjate invadir por el estrés laboral.

✔ Si alguno de tus parientes directos es un enfermo cardíaco, ¡fuma!

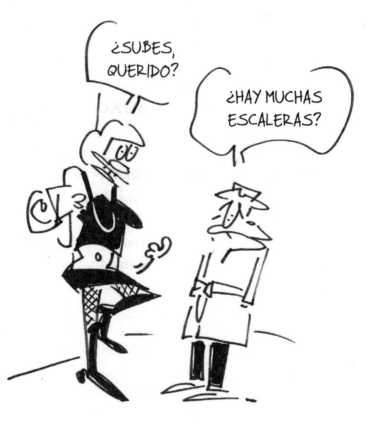

7

Corazón y sexo

TEST SOBRE SEXO Y ATAQUE AL CORAZÓN

1. La abstinencia en la mujer aumenta el riesgo cardiovascular.
2. Los productos como Viagra, Cialis, Levitra o Spedra están contraindicados en el caso de los pacientes cardíacos.
3. Las relaciones sexuales están contraindicadas en la mayoría de las afecciones cardíacas.
4. Se puede morir durante el éxtasis.
5. Justo después de tener relaciones sexuales se da el riesgo cardiovascular más importante.
6. 25 minutos de sexo queman 600 calorías.

Respuestas

1. Verdadero, según un estudio realizado sobre 2.000 personas de 57 a 85 años. En cuanto al riesgo incrementado de infarto de las mujeres con migrañas, no parece que tenga relación…
2. Falso, únicamente se debe evitar la combinación con derivados nitrados.
3. Falso.
4. Verdadero. Es hermoso… ¡pero excepcional!
5. Verdadero, se multiplica entre 2 y 4 veces.
6. Falso, 100 en el caso del hombre y 70 en la mujer.

NUMEROSOS ELEMENTOS HAN INFLUIDO EN LA SEXUALIDAD DE HOMBRES Y MUJERES

✔ La aparición del sida en la década de 1980 frenó considerablemente el «impulso sexual» que había arrancado a toda velocidad después de la «revolución» de 1968, cuando nos acabábamos de librar de la sífilis y otras enfermedades venéreas que se podían curar con facilidad.

✔ La prolongación de la vida y, por ende, de la actividad sexual.

✔ La aparición de medicamentos eficaces para los problemas de erección.

✔ Las prácticas homosexuales, más extendidas y banalizadas.

✔ La influencia de Internet y de la Web 2.0 en la vida sexual de las personas.

La pregunta que me plantean sobre todo los hombres —las mujeres son más reticentes— con más frecuencia en la consulta es: «Doctor, ¿puedo practicar una actividad sexual sin problemas, a pesar de mi edad, mi condición física, mi enfermedad, mi medicación…, la cara de mi mujer (o de mi marido)?»

La segunda pregunta más frecuente es: «Doctor, siento menos deseo sexual, ¿se debe a mi patología cardíaca, a mi tratamiento, a la cara de mi mujer (o de mi marido)?»

Antes responder más o menos en serio, me suelo morir de ganas de pedir que me enseñen la foto de la pareja, por si es la posible causa del problema.

Con la tercera pregunta, por suerte menos frecuente, sobre el tipo de actividad sexual que se aconseja, confieso que me quedo, en el mejor de los casos, perplejo y que me lo pienso dos veces antes soltar un chiste malo o una respuesta evasiva.

EL SEXO Y LA EDAD

En la actualidad, la actividad sexual constituye un elemento importante en la vida de las personas, jóvenes o mayores, incluso ancianas, sanas o enfermas. Siempre me sorprende saber que mis pacientes, a menudo de edad avanzada, mantienen una actividad sexual, sin duda limitada, pero que valoran mucho. Atiendo desde hace varios años a un paciente genial, de 77 años, que me pide en cada consulta una receta de Viagra para retozar con dos o tres «jovencitas», la cual esconde cuidadosamente en la suela de uno de sus zapatos. Un día le vi llegar disgustado, al borde de una depresión: se había confundido con las recetas, había escondido la de las medicinas en el zapato ¡y había mandado a su mujer a la farmacia con la otra receta! Después del incidente... retomó su vida de Casanova.

EL SEXO COMO ACTIVIDAD FÍSICA

El acto sexual representa una actividad física de intensidad moderada. Una relación sexual de unos 25 minutos supone un gasto de 100 calorías en el caso del hombre y 70 en el de la mujer, la tensión arterial no supera los 170/90 mmHg (17/9) y la frecuencia cardíaca alcanza los 130 latidos por minuto durante los 10 o 15 segundos del orgasmo. Hombres y mujeres tienen las mismas respuestas cardiovasculares. Por supuesto, estos datos son extremadamente variables en función de numerosos aspectos como la edad, la condición física o la postura (acostado, de pie, encima, debajo, colgado de la lámpara...). En general, equivaldría a hacer ejercicio moderado durante 25 minutos, entre marcha rápida (4,8 km/h) y correr (8 km/h).

Por supuesto cuando se efectúa el «acto del delito» en condiciones «anormales», con una pareja mucho más joven, en un lugar atípico, después de una comida pesada y/o regada con alcohol, con consumo de tabaco, bajo el efecto de sustancias ilegales, con sensación de culpa..., en el caso de una persona mayor, tendrá más consecuencias cardiovasculares.

El estrés incrementa el gasto de energía y, por lo tanto, el riesgo.

En la inmensa mayoría de los casos, las relaciones sexuales no conducen a un accidente cardiovascular, infarto de miocardio incluido. Además, ningún medicamento cardiovascular contraindica el acto sexual, excepto la trinitrina (nitroglicerina), que se toma en casos de angina de pecho y no se debe emplear ante una próxima relación sexual.

Sin embargo, aunque el riesgo durante la relación sexual es mínimo, no es nulo, porque, con todo, se multiplica, por 2 las posibilidades de tener un accidente cardiovascular en las 2 horas siguientes a la relación, y por 4,4 en el caso de los pacientes sedentarios.

Por otra parte, el estudio Monica recoge que, a partir de los 54 años, los lunes por la mañana se da un pico de ataques cardíacos. En cambio, en el caso de los hombres de 25 a 44 años, el máximo de infartos de miocardio se produce los sábados y los domingos, un hecho inexplicable, pero que ha llevado a los investigadores de Toulouse a sospechar de la actividad física (deporte, jardinería, etc.).

LA ABSTINENCIA FEMENINA

Otro estudio reciente, realizado en Canadá, entre 2.000 personas de 57 a 85 años, ha demostrado que los hombres sexagenarios que tienen relaciones sexuales frecuentes presentan un mayor riesgo de sufrir enfermedades cardiovasculares. Una razón de ese incremento provendría de las importantes dificultades emocionales y mentales que afrontarían los hombres mayores para alcanzar el orgasmo. Estas dificultades les provocarían un mayor agotamiento y aumentarían su estrés. El colmo para nosotros, los representantes del «sexo fuerte», es que esta tendencia se invierte en las mujeres. La abstinencia, en el caso de la mujer, ¡aumenta su riesgo cardiovascular! Quizás hayamos encontrado al fin un argumento para ellas…

En conclusión, no hay apenas contraindicaciones para disfrutar del sexo cuando se padece una enfermedad cardiovascular, siempre que esté bien diagnosticada y controlada con un tratamiento médico adecuado y se sigan unos hábitos de vida saludables: buena alimentación, ejercicio físico regular, etc.

Cualquier enfermo cardíaco que pueda subir dos o tres pisos sin presentas síntomas como dolor torácico, ahogo anormal, palpitaciones o mareos… puede hacer el amor tranquilamente. En caso contrario, se aconseja consultar con el cardiólogo para evaluar la situación, revisar el tratamiento y permitir que se vuelva a funcionar como si se tuviera 40 años.

En cuanto a la muerte súbita durante el éxtasis, es un caso rarísimo pero magnífico. En cualquier caso, es mejor prevenirla… para volver a empezar.

PARA TENER UN ATAQUE AL CORAZÓN

✔ Si eres mujer, practica la abstinencia sexual a partir de la menopausia.

✔ Fuma y bebe alcohol antes o durante el acto.

✔ Ayúdate con drogas ilegales.

✔ No tomes tu medicación para el corazón.

✔ No avises a nadie si sientes algún síntoma durante la relación.

✔ Acuéstate con Angelina Jolie, porque eso… merece la pena.

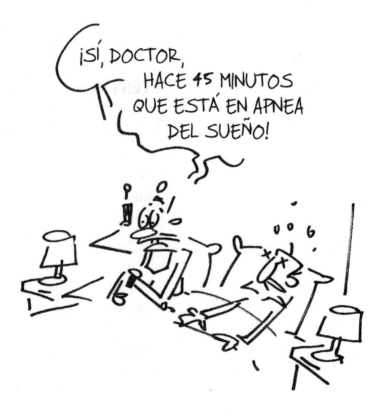

8

Corazón e hipertensión arterial

TEST DE LA HIPERTENSIÓN ARTERIAL

1. El 10 % de la población francesa es hipertensa.
2. El marisco tiene poca sal.
3. La tensión arterial baja con el alcohol.
4. El tratamiento de la hipertensión es para toda la vida.
5. Roncar durante el sueño nocturno puede elevar la tensión arterial.
6. Los antiinflamatorios alivian el dolor y bajan la tensión arterial.

Respuestas

1. Falso, el 20%.
2. Falso, mucha sal.
3. Falso, sube la tensión.
4. Falso, todos los días reduzco o retiro un tratamiento hipotensor.
5. Verdadero, sobre todo cuando se sufre apnea del sueño.
6. Falso, la suben.

Resultados

Si tienes 6 respuestas correctas, pasa directamente al capítulo siguiente.

Entre 3 y 5 respuestas correctas, no está mal, pero lee de todas maneras lo que viene a continuación.

Menos de 3 respuestas correctas: apréndete de memoria este capítulo.

¡LA HIPERTENSIÓN, EL ASESINO SILENCIOSO!

Aparte de ese caso atípico, la hipertensión arterial es muy frecuente, ya que afecta al 20% de la población francesa adulta y su incidencia tiende a aumentar. A partir de los 65 años, afecta a una de cada dos personas, y a nueve de cada diez a partir de los 85 años. Se le llama el *silent killer*, el asesino silencioso, porque los síntomas clínicos de alerta son poco frecuentes y la enfermedad evoluciona de forma insidiosa. Son raros los típicos dolores de cabeza. De unos 14 millones de hipertensos, solo están diagnosticados la mitad y de esta mitad solo el 50%

está bien tratado, de modo que ¡solo uno de cada cuatro hipertensos recibe el tratamiento correcto!

REGALIZ, LA AMIGA DE LA HIPERTENSIÓN

Veo por primera vez en mi consulta a un paciente derivado por uno de mis colegas generalistas. Tiene 45 años, no se queja de nada ni toma ningún medicamento, tampoco posee antecedentes familiares. Le tomo la tensión y da 160/95, es decir, elevada. Después de un interrogatorio policial, un examen clínico normal, un electrocardiograma normal, una ecografía normal, una biología normal, espero unos días para volver a tomarle la tensión. Sigue alta. Decido prescribirle un tratamiento y, antes de despedirse, llevado por un arrebato de generosidad, este paciente me ofrece una pastilla de *cachou*. Me río sin ganas, obviamente, y le pregunto si las consume de forma habitual. «Tres o cuatro veces al día, por el aliento», me responde… La única pregunta que se me había olvidado hacerle, ¡soy un desastre! Los *cachous* contienen regaliz —o glicirrina—, que sube la tensión. Cuando aún existía el servicio militar, los estudiantes que querían que los declararan inútiles consumían gran cantidad de regaliz unos días antes de su incorporación a filas y todos tenían la tensión por las nubes. En cuanto a mi paciente, dejó de consumir regaliz y su tensión se normalizó.

¿QUÉ ES LA HIPERTENSIÓN?

La hipertensión arterial se produce cuando la presión en las arterias y el corazón aumenta de forma anormal en estado de reposo, superando los 140 mm de mercurio en el caso de la sistólica —cuando el corazón se contrae— y los 90 para la diastólica —cuando el corazón se relaja—.

Esta presión arterial, que no es fija y varía a lo largo del día, alcanza unos valores máximos a primera hora de la mañana y hacia las 18 h, y unos valores mínimos por la noche. Normalmente, aumenta con el esfuerzo, durante la digestión y en episodios de estrés.

La hipertensión tiene consecuencias arteriales y cardíacas: las arterias sometidas a una presión demasiado fuerte se endurecen, se estrechan y se cierran, lo que provoca un infarto de miocardio, un ACV y otras enfermedades como la insuficiencia renal. El corazón, también sometido a una fuerte presión, resiste al principio haciéndose más fuerte, pero luego se distiende y pierde su fuerza, lo cual es signo de insuficiencia cardíaca. Por último, en una subida importante de la tensión arterial puede romperse un vaso sanguíneo y producirse una hemorragia, en ocasiones cerebral. Los japoneses, que comen mucho pescado, sufren pocos infartos de miocardio, pero muchas hemorragias cerebrales porque toman mucha sal, con la salsa de soja, por ejemplo.

En la inmensa mayoría de los casos, la hipertensión es de carácter «esencial», es decir, sin causa identificable o de origen genético, como si el «termostato tensional» estuviera estropeado. Por esta razón, la hipertensión arterial no se cura (por ahora), sino que se corrige con medicación.

Pero, aunque esta hipertensión sea esencial, aumenta con el sobrepeso, un consumo excesivo de sal, la alteración del sueño —en particular, la apnea, que es imprescindible investigar—, el tabaco, el alcohol y el estrés.

Aunque es importante combatir esos factores que elevan la hipertensión arterial, esta suele necesitar de un tratamiento medicamentoso que se debe tomar rigurosamente y que no se puede modificar sin dictamen médico ni mucho menos abandonarlo por decisión propia. Es preciso informar al médico sobre otros medicamentos que se puedan tomar, ya que algunos, como los antiinflamatorios, suben la tensión. La inobservancia del tratamiento es peor que la enfermedad en sí.

¿Y EL SAS, EL SÍNDROME DE LA APNEA DEL SUEÑO?

No se puede hablar de hipertensión arterial sin hablar del síndrome de la apnea del sueño, afección más frecuente de lo que se cree y, afortunadamente, mejor diagnosticada gracias a la simplificación de los aparatos de poligrafía respiratoria.

El síndrome de la apnea del sueño o SAS se produce cuando el individuo deja de respirar varias veces durante la noche. Las vías respiratorias están obstruidas, lo que provoca ronquidos, ahogos, reiterados despertares y, sobre todo, durante el día, cansancio, somnolencia y dificultades de concentración. Muchos de mis pacientes me cuentan que se ven obligados a interrumpir un discurso o una reunión porque sienten unas ganas irresistibles de dormir. ¡Prefiero no imaginármelos al volante!

Las personas que sufren el SAS tienen el triple de riesgo de ser hipertensas y presentan una mayor resistencia a los tratamientos de la hipertensión. Si el ronquido nocturno no es grave (excepto para los vecinos…), la apnea del sueño aumenta el riesgo cardiovascular. Háblalo con tu médico. Mis pacientes, cuando se les corrige su SAS, experimentan una auténtica transformación. Recuperan un vigor que no tenían desde hacía siglos y controlan mejor su hipertensión.

LA SAL, LA MEJOR AMIGA DE LA HIPERTENSIÓN

Aunque la hipertensión arterial tenga un origen genético, se desencadena o se eleva a causa de un consumo excesivo de sal. Por simplificar, la sal retiene el agua, y si comes con sal tendrás más agua en las arterias y el corazón, de modo que, al ser un circuito cerrado, la presión aumenta. La sal está en todos los alimentos, bien para realzar su sabor o bien para darnos sed y hacernos consumir más bebidas, ¡vendidas por los mismos que nos venden los alimentos salados!

¿QUÉ ALIMENTOS TIENEN SAL?

Básicamente, los embutidos (medalla de oro para el jamón curado, de plata para el salchichón y de bronce para la salchicha tipo Frankfurt), algunos quesos (el roquefort, el queso fundido, el cantal o el parmesano), el marisco y los moluscos, el bacalao, el pescado ahumado, empanado, en conserva o en tarrina, el surimi, los cereales del desayuno, el pan (6 gramos por *baguette*), los frutos secos con sal, las aceitunas negras, las galletas y los pasteles, la mantequilla semisalada, el zumo de tomate, casi todas las aguas con gas, los cubitos de caldo y, por último, todos los platos precocinados.

Debes saber que los estudios demuestran que el individuo acaba por acostumbrarse al sabor menos salado. Vale la pena intentarlo y hacer un esfuerzo durante unas semanas.

Cuando era interno, todos buscábamos un pretexto para no estar de guardia el 25 de diciembre y el 1 de enero porque a todas las personas con insuficiencia cardíaca que comían ostras en Nochebuena o Nochevieja se les disparaba la tensión y sufrían un edema pulmonar agudo. Es decir que la sal tiene un efecto directo sobre el corazón.

Como conclusión, para acabar de convencerte, debes saber que los ensayos clínicos han demostrado que el tratamiento de la hipertensión arterial reduce el riesgo de ACV entre un 35 y un 40 %, el riesgo de infarto de miocardio entre un 15 y un 25 %, y la insuficiencia cardíaca en un 64 %.

CÓMO TENER UN ATAQUE AL CORAZÓN (ESPECIAL HIPERTENSOS)

✔ Abandona el tratamiento cuando la tensión esté corregida.
✔ Come con mucha sal.
✔ No digas nada si te despiertas debido a un dolor de cabeza.
✔ Come regaliz.
✔ Si tienes sobrepeso, no adelgaces.
✔ No dejes de fumar, porque es suficiente con la medicación.
✔ No te preocupes por tu estrés, aunque sea importante.
✔ Practica mejor una actividad física intensa, pero de corta duración, en lugar de una prolongada y de baja intensidad.

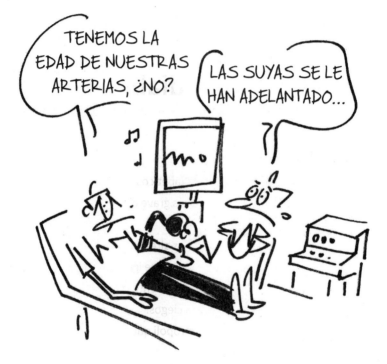

9

Corazón y diabetes

TEST DE LA DIABETES

1. En Francia hay un millón de diabéticos.
2. La hipoglucemia puede ser más grave que la diabetes (hiperglucemia).
3. El índice normal de glucemia es alrededor de 1/litro.
4. Hay 100.000 personas diabéticas que ignoran que lo son.
5. La diabetes es la 3.ª causa de accidentes cardiovasculares.
6. El 2 % de los diabéticos están ciegos.
7. Hay más diabéticos en la metrópoli que en los territorios de ultramar.

Respuestas

1. Falso, 3,7 millones, y 56 millones en Europa.
2. Verdadero. Aunque la diabetes es grave a medio y largo plazo, la hipoglucemia es más grave a corto plazo. Cuando le falta glucosa, el organismo lo compensa utilizando lípidos y prótidos para obtener energía. Pero hay un órgano «noble» que solo sabe utilizar la glucosa: el cerebro, de modo que una hipoglucemia severa puede provocar un auténtico ACV. Por esta razón, toda persona que sufra un mareo, de cualquier tipo, debe tomar azúcar. Si se trata de una hipoglucemia, el mareo desaparecerá en unos instantes, al mismo tiempo que se diagnostica la enfermedad. ¡Es mejor tomar azúcar para nada que arriesgarse a sufrir una hipoglucemia y sus consecuencias!
3. Verdadero, se considera que a partir de 1,26 g es un problema.
4. Falso, cerca de 700.000.
5. Falso, la 2.ª.
6. Verdadero.
7. Falso, es al revés, y hay más diabetes en el caso de los hombres, en el norte y en las clases más pobres.

LA DIABETES Y LA GASOLINERA

Siempre digo que las enfermedades cardiovasculares son enfermedades «limpias» porque, antes del incidente o accidente, el paciente es asintomático, es decir que no presenta ningún síntoma que le afecte en su vida diaria. El índice de colesterol solo es una cifra en un análisis de sangre, el cigarrillo no provoca ningún síntoma concreto, la tensión arterial elevada solo causa muy rara vez dolor de cabeza. Todo lo que no alerta al paciente contribuye a cierta negación de la enfermedad y no lo empuja a tratarse.

Lo mismo ocurre con la diabetes, que, hasta la aparición de las primeras complicaciones, se resume en un índice de glucemia elevado con relación a un resultado de laboratorio. Por todas estas razones, el paciente no está realmente motivado para tomar un tratamiento, porque no ve ningún beneficio concreto e inmediato, aunque sí posibles efectos secundarios. ¡Si todas las personas hipertensas o diabéticas tuvieran un gran eccema violáceo en la nariz, se tratarían de inmediato!

Por ello, la labor principal del médico es explicar de la manera más sencilla posible el mecanismo de la enfermedad a su paciente para otorgarle un papel activo y convertirle en el protagonista de su salud.

Para explicar fácilmente a mis pacientes el mecanismo de la diabetes, suelo hacer un paralelismo con… el llenado del depósito. Llegas a una gasolinera, coges la boquilla del surtidor, abres la puerta trasera del coche y echas la gasolina… en el asiento de atrás. ¿Crees que tu coche va a moverse? Con la diabetes ocurre lo mismo, solo que el carburante es la glucosa y el depósito es la célula que utiliza esta glucosa. La boquilla es la insulina que introduce la glucosa en la célula. Fuera de la célula, la glucosa no sirve de nada, aún peor, es nociva. Para entenderlo mejor, imagina la molécula de glucosa como un palillo. Cuando tienes una cifra elevada de glucemia en sangre, millones de palillos golpean contra la pared de las arterias. Como reacción, las paredes arteriales se endurecen primero, y luego se cierran. Si es una arteria coronaria, se produce un infarto de miocardio; si se trata de una arteria cerebral, un ACV; si la arteria es renal, una insuficiencia renal. Así se comprende cómo la diabetes es uno de los principales factores de riesgo cardiovascular.

La insulina, segregada por el páncreas, es el elemento motor de la diabetes porque posee la «llave» para que la glucosa penetre en la célula.

¿DIABETES DE TIPO I O II?

Si el páncreas no fabrica insulina, estamos ante la diabetes de tipo I o diabetes insulinodependiente, cuyo único tratamiento consiste, por ahora, en inyecciones diarias de insulina. Esta diabetes no es la más frecuente, comienza a edades tempranas y solo aqueja al 6 % de la población diabética.

Es más frecuente la diabetes de tipo II o diabetes no insulinodependiente, que se caracteriza por una insulina de mala calidad, que tiene dificultades para introducir la glucosa en la célula. Representa la inmensa mayoría de la población diabética, con sobrepeso, sedentaria, con más de 50 años, aunque se diagnostica este tipo de diabetes en individuos cada vez más jóvenes.

Pero estate tranquilo: la diabetes, además de dañar las arterias, también afecta a los nervios y provoca las llamadas neuropatías periféricas.

A la larga, la hiperglucemia ataca la vaina de mielina que rodea los nervios y causa problemas de sensibilidad en diferentes partes del cuerpo, como los pies y la cara, así como problemas de erección. La diabetes también puede aumentar el umbral del dolor, razón por la cual la persona diabética puede sufrir un infarto de miocardio ¡sin darse cuenta!

CONSEJOS PARA DIABÉTICOS QUE QUIEREN TENER UN ATAQUE AL CORAZÓN

✔ Aumenta de peso o consigue el efecto yoyó, que es aún mejor.

✔ Bebe refrescos y come galletas, porque es bueno para levantar el ánimo.

✔ No te hagas un chequeo cardiovascular hasta que no tengas algún síntoma, sea cual sea.

✔ Si tienes una glucemia elevada, no hagas nada, solo es una cifra de un análisis.

✔ Si no toleras el tratamiento antidiabetes, deja de tomarlo, ya se lo contarás al médico en la próxima consulta.

✔ Si pierdes vista rápidamente, ilumina mejor tu casa y tu despacho.

✔ Si tienes parientes directos que son diabéticos, no te controles, sería verdadera mala suerte que tú también lo fueras.

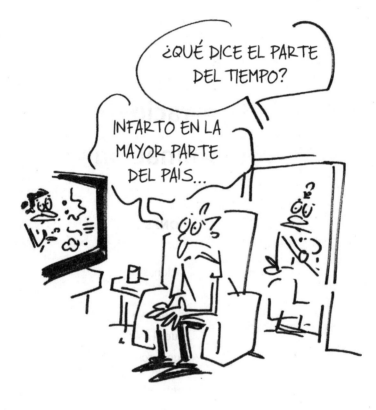

10

Clima, estaciones y contaminación

TEST DEL CLIMA, LAS ESTACIONES Y LA CONTAMINACIÓN

1. Cuando hay mucha contaminación, sube las ventanillas del coche.
2. El índice «Atmo» indica el grado de calidad del aire.
3. El calor seco deshidrata más que el calor húmedo.
4. La ropa blanca da más calor que la ropa negra.

Respuestas

1. Falso.
2. Verdadero.
3. Falso.
4. Falso.

En el momento de escribir estas líneas, son las 7 de la mañana de un día de diciembre. Hace diez días que no llueve en París y, desde mi ventana, observo un magnífico amanecer sobre la torre Eiffel, con un cielo azul turquesa de fondo. Pasado ese momento de éxtasis, me llama la atención el horizonte un poco amarillento y, sobre todo, no ver el Sacré-Coeur. Cojo rápidamente el *smartphone* para consultar el «índice Atmo» del momento: ¡8! ¡Qué catástrofe! El índice Atmo mide la calidad del aire de 1 a 10, de superlimpio a megacontaminado. Para hacernos una idea, ¡sabemos que por encima de 6 se aconseja no salir a correr! ¿Debería cerrar las ventanas y atrincherarme en mi casa? Por supuesto que no, porque, cuando el exterior se encuentra contaminado, el interior lo está aún más. También es inútil cerrar las ventanillas del coche, porque dentro el aire está más viciado que fuera. Aunque, egoístamente, sé que mi riesgo de «intoxicación» es menor porque vivo en un noveno piso. Cuanto más cerca del suelo, más contaminación. Uf de alivio de corta duración, porque debo salir pitando para el hospital, ya que el servicio nunca ha estado tan concurrido. Después me doy cuenta de que, en la consulta, muchos de mis pacientes se han quejado de carraspera e, incluso, de tos.

Como sabemos, el medio ambiente tiene una influencia directa sobre nuestro comportamiento y nuestra salud. ¿Quién no se acuerda en Francia de los quince días de canícula del verano de 2003, que dejaron 15.000 muertos? ¡Seguro que cierto ministro de Sanidad con un polo negro no los ha olvidado!

El clima desempeña un papel importante en nuestra salud, más de lo que parece, como confirman los «biometeorólogos». El calor y el frío, la humedad y la sequedad, la presión atmosférica y la niebla son parámetros que influyen directamente en nuestro corazón y nuestras arterias. Y no parece que vaya a mejorar la cosa con los cambios climáticos que se anuncian para los próximos años.

En el ámbito cardiovascular, el clima tiene una influencia directa e indirecta: directa sobre el corazón y los vasos sanguíneos, e indirecta debido a las enfermedades que provoca, que también le afectan, como las dolencias pulmonares o la depresión (la auténtica, no la meteorológica).

¡DEMASIADO CALOR!

Como todos sabemos, las altas temperaturas no son lo mejor para nuestro frágil organismo y, en concreto, para nuestro sistema cardiovascular. El calor altera la regulación térmica interna, acelera el ritmo del corazón, sube o baja la tensión arterial y provoca deshidratación por hipersudoración si no se compensa con una ingesta de líquidos. Es preciso señalar que el aire caliente y húmedo causa más muertes que el aire caliente y seco porque nos deshidratamos con más rapidez cuando hay un algo grado de humedad. Además, los cambios rápidos en las masas de aire aumentan la incidencia de ataques al corazón.

Una exposición prolongada al calor puede provocar calambres, debilidad, vértigos, insomnio o agitación nocturna, agotamiento e, incluso, parada cardíaca por choque térmico.

Obviamente, estos efectos son más peligrosos en las personas más frágiles: ancianos, niños y, por supuesto, enfermos cardíacos, es especial si son de edad avanzada. En efecto, las personas mayores reaccionan más despacio a los cambios de temperatura, evacúan peor por la transpiración y corren el riesgo de sufrir un «golpe de calor». Prueba de ello es la mortalidad más elevada que se da cuando los fuertes calores llegan a comienzos de verano en lugar de a finales, porque los organismos ancianos no han tenido tiempo de adaptarse.

Además, es frecuente que nuestros mayores y los enfermos cardíacos tomen medicamentos que pueden agravar los efectos del calor y descompensar su dolencia, como los diuréticos, los antihipertensivos, los antiarrítmicos, los antidepresivos, los antiinflamatorios o ciertos antibióticos.

Haz caso del noble francés Jacques Chabannes de La Palice (1470-1525): hidrátate, no pases mucho tiempo al sol, no hagas deporte, no fumes, no tomes bebidas alcohólicas, no te olvides de comer ni de beber y, al menor síntoma, consulta a un médico.

Las alteraciones climáticas no se arreglan con el paso de los años. Por desgracia, vamos a tener que adaptarnos porque estos episodios de fuertes calores serán más frecuentes, más intensos y más prolongados.

CÓMO TENER UN ATAQUE AL CORAZÓN CUANDO HACE MUCHO CALOR

✔ Sal a hacer la compra entre las 12 y las 16 h.

✔ No bebas nada.

✔ Fuma o bébete un buen rosado para relajarte.

✔ Date un baño de agua helada.

✔ Haz deporte por la carretera, sobre todo a mediodía.

✔ Deja de tomar la medicación, puesto que no bebes nada.

✔ Si eres una persona mayor, bebe más de 2 litros de agua al día, porque los ancianos eliminan más despacio el agua que toman. Cuando se bebe demasiado, se produce un riesgo de dilución sanguínea de algunas sustancias como el sodio (hiponatremia), que puede provocar confusión mental, somnolencia, náuseas, vómitos y convulsiones.

¡DEMASIADO FRÍO!

TEST DEL FRÍO

1. Es bueno beber alcohol cuando hace mucho frío.
2. Exponerse bruscamente al frío equivale a realizar un esprint.
3. Un descenso de la temperatura de un 5 % con relación al día anterior aumenta el riesgo de infarto en un 10 %.
4. Con temperaturas muy bajas, la tensión arterial desciende.
5. Como sucede en el caso del calor, es preferible hacer deporte al aire libre.

Respuestas

1. Falso, el alcohol dilata los vasos sanguíneos y aumenta la pérdida de calor. Además, disminuye la sensación de frío y hace que bajemos la guardia.
2. Verdadero.
3. Falso, el 40 %.
4. Falso, la tensión sube.
5. Falso, es preferible practicar deporte en espacios cubiertos y protegidos.

Como sucede con el calor excesivo, el frío intenso no es bueno para el corazón ni para las arterias, mucho menos en caso de problemas cardiovasculares.

Con cada disminución de 1 °C de la temperatura, aumenta en un 2 % el riesgo de infarto, sobre todo durante las dos o tres semanas siguientes.

Cuando hace frío, el corazón se acelera, la tensión arterial sube y la sangre se coagula con más facilidad debido al aumento de la concentración de fibrinógeno. Un espasmo de las arterias coronarias puede provocar un problema cardíaco.

El organismo se adapta para mantener la temperatura normal en el centro, de modo que intenta conducir la sangre al centro del organismo para proteger sus funciones vitales. El resultado es que la sangre se retira de las extremidades y aparecen las sensaciones que experimentamos en pies, manos, nariz y orejas (¡por no hablar de otra extremidad que tiende a «desaparecer» y que los hombres conocen bien!).

Una exposición brusca al frío equivale a realizar un esprint de 50 metros, peligroso para el corazón no habituado, enfermo o en vías de estarlo. Esto puede ser un factor desencadenante de un ataque al corazón.

Por esta razón, el infarto de miocardio es más frecuente en invierno que en verano. Aunque también influyen otras causas, además del frío intenso. En invierno hay más infecciones como la gripe, los días son más cortos, hay menos posibilidades de hacer ejercicio y nos alimentamos de forma más rica. De este modo, el IMC aumenta en invierno y el colesterol con él. Por último, una menor exposición al sol causa un descenso en la producción de vitamina D, y existe una relación entre cierta carencia de esta vitamina y las enfermedades cardiovasculares.

Insisto en lo que he comentado en relación con los fuertes calores: lo peor sucede cuando los cambios de temperatura son bruscos. Esto explica que las personas mayores tengan más riesgo, porque su adaptación a estos cambios en más lenta y tardía. Esta situación también se da con los cambios de altitud: cuanto más subimos, mayor es el riesgo, sobre todo si subimos rápido.

Hay estudios que demuestran que una diferencia de temperatura de 5 °C con relación al día anterior provoca un aumento de más del 40 % de los casos de infarto.

> ### CÓMO TENER UN ATAQUE AL CORAZÓN CUANDO HACE FRÍO
>
> ✔ Bebe alcohol para calentarte.
> ✔ Exponte directamente al frío para conjurarlo.
> ✔ Vístete con ropa ligera para que el organismo se habitúe.
> ✔ Abrígate solo después de hacer un esfuerzo.
> ✔ Si tienes escalofríos, es que todo va bien.
> ✔ Haz deporte después de comer.
> ✔ En caso de mareo, vértigo o dolor de cabeza, sal afuera para reanimarte.

EL FONDO DEL AIRE ESTÁ... CONTAMINADO

Sin lluvia ni viento desde hacía más de ocho días, en diciembre de 2016, el Ayuntamiento de París aplicó la medida de entrada alterna de vehículos en la ciudad. Fue una acción tardía, sin duda beneficiosa pero insignificante, ya que las fuentes de contaminación relacionadas con la actividad humana son múltiples y variadas, y causan más de 600.000 muertos en Europa y 7 millones en el mundo, por no hablar de la morbilidad, es decir, de las enfermedades y las hospitalizaciones, mucho más numerosas. El tráfico, la calefacción, la actividad industrial y la combustión de residuos son los responsables de la contaminación del aire. Según la OMS, la contaminación forma parte de los 10 factores de riesgo principales, por delante de la hipertensión arterial y el tabaco (¡otra fuente de contaminación!). ¡Por no mencionar, en Francia, las partículas vertidas por las minas de carbón de nuestros amigos alemanes!

Algunos agentes contaminantes son perjudiciales para el medio ambiente, otros, para la salud y, con frecuencia, para ambas cosas.

Sin entrar en detalles, el aire se compone de un 20 % de oxígeno, un 78 % de nitrógeno (N_2), una ínfima cantidad de anhídrido carbónico (CO_2) y una multitud de gases nobles como el neón, el helio, el metano, el ozono, el hidrógeno y el óxido de nitrógeno (N_2O).

Cuando el aire está contaminado, significa que tiene impurezas o que sus componentes aumentan en proporciones anormales.

El ozono de nuestras calles aumenta y se queda atrapado a baja altitud cuando se da la circunstancia de que hace sol y calor, combinada con un incremento de la concentración de los óxidos de nitrógeno (NOx) y el monóxido de carbono (CO). El calentamiento climático potencia este efecto.

Los óxidos de nitrógeno y el dióxido de azufre son potentes oxidantes que penetran en lo más profundo de nuestro organismo.

El monóxido de carbono, incoloro e inodoro, es responsable de problemas cardiovasculares: impide a la hemoglobina de los glóbulos rojos fijar el oxígeno.

Las partículas en suspensión, el dióxido de azufre, los muy numerosos metales pesados (plomo, aluminio y zinc) y otras lindezas completan este cuadro que altera de forma insidiosa pero segura nuestra salud.

La contaminación del aire por partículas finas aumenta la tensión arterial y los picos de contaminación la elevan rápidamente, con las consecuencias que ya hemos visto. La contaminación del aire por partículas finas aumenta también la aterosclerosis, espesando las paredes arteriales y las placas de grasa, incluso en bajas concentraciones. El NO_2, por su parte, está directamente implicado en el aumento de los infartos de miocardio.

Las variaciones de las estaciones y la contaminación también tienen una influencia directa en nuestro corazón y nuestras arterias. Cuanto mejor las comprendamos, mejor podremos evitar sus efectos nefastos, ¡pero no es nada fácil!

PARA TENER UN ATAQUE AL CORAZÓN

✔ Pasa el invierno en una megalópolis del hemisferio norte.

✔ Practica una actividad deportiva con un índice Atmo superior a 6.

✔ Compra y promueve la compra de un vehículo diésel.

✔ No separes la basura.

✔ Quédate enclaustrado, con las ventanas cerradas, en una zona muy contaminada.

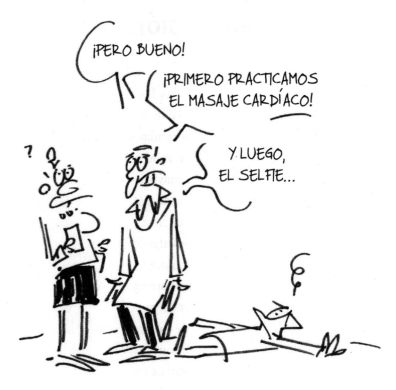

Conclusión

Ahora tienes, querido lector, todas las claves para decidir sobre tu futuro y cumplir el objetivo de trocar tu aparente buena salud en accidente cardiovascular, que solo te matará en contadas ocasiones, pero que te arruinará la existencia por muchos años en la inmensa mayoría de los casos.

¡Cada año se registran cerca de 150.000 muertes por causas cardiovasculares! Pero esta cifra no es nada en relación con los millones de pacientes atendidos por problemas cardiovasculares, condenados durante largos años a un tratamiento que no siempre toman correctamente. Un tratamiento con interacciones y efectos secundarios que no toleran bien y que puede precisar de una medicación añadida para combatir estos efectos. Millones de pacientes que se estresan al menor síntoma, que van de consulta en consulta, que sufren controles regulares o reiteradas hospitalizaciones, que tienen limitada su actividad profesional y social, que, sobre todo, dependen de su entorno e influyen sobre él. ¡Cuántos de mis pacientes han perdido sus relaciones como consecuencia de una enfermedad o un accidente! La vida es así, a las personas les atrae la luz, el sufrimiento menos… Por no mencionar el coste para la sociedad…

Quizás hayas comprendido la filosofía de este libro cuando menos «franco», que te muestra cómo puedes ser el actor de tu propio destino y decidir sobre tu futuro con plena conciencia.

Durante toda mi vida profesional me he negado a tratar a mis pacientes sin explicarles por qué les aplicaba ese tratamiento; siempre les he expuesto las causas de su afección, sin culpabilizarlos jamás.

El papel del médico no es imponer sino proponer, no es asustar sino tranquilizar, no es, en fin, ocultar la verdad sino contarla, de distinta forma según el paciente.

Cada paciente tiene su propia percepción de sus síntomas, de su enfermedad, de sus relaciones con sus prescriptores, de la reacción de su entorno profesional y familiar, de modo que el planteamiento terapéutico será diferente en cada caso.

Después de más de veinte años de experiencia, debo confesar que tú, mi querido paciente, eres el mayor mentiroso del universo, el menos adulto de la historia, el más difícil de comprender y convencer, el menos cumplidor y, a veces, el más infiel. ¡Por todas esas razones, te amo y amo mi profesión!

Espero que esta humilde obra cargada de segunda intención te haya iluminado un poco y tal vez te permita conservar todas tus oportunidades de disfrutar de la vida. No olvides estas tres palabras: «el justo medio», ni hacer demasiado ni demasiado poco. No pases de un extremo a otro, no dejes de tomar queso aunque tengas colesterol, pero come menos, haz ejercicio de forma moderada y regular, estrésate un poco, eso te protege, sáltate la dieta de vez en cuando y, sobre todo, disfruta, porque el placer es la mejor de las terapias.

Un último consejo: mantente con vida algunos años más porque, en un futuro bastante próximo, los avances de la medicina te permitirán no solo tratarte, sino también curarte de todas las enfermedades, te lo prometo.

ÚLTIMOS CONSEJOS PARA TENER UN ATAQUE AL CORAZÓN

- ✔ Practica el yoyó con tu peso.
- ✔ Fuma, aunque sea con moderación, sobre todo si tomas la píldora.
- ✔ Fuma justo antes de realizar un esfuerzo físico.
- ✔ No vayas al médico cuando sientas algún síntoma al hacer un esfuerzo.
- ✔ Nunca te rías.
- ✔ Bebe más de 3 copas de alcohol al día.
- ✔ Sigue las dietas extremas.
- ✔ Multiplica los aperitivos con patatas fritas.
- ✔ Retoma el deporte bruscamente.
- ✔ Come regaliz.
- ✔ Toma sal.
- ✔ No te trates la apnea del sueño.
- ✔ Modifica el tratamiento cuando te parezca.
- ✔ Nunca te hagas un control médico.

¡Y, ahora que ya lo sabes todo, te deseo una larga vida!

ECOSISTEMA
DIGITAL

NUESTRO PUNTO
DE ENCUENTRO

www.edicionesurano.com

2 AMABOOK
Disfruta de tu rincón de lectura
y accede a todas nuestras **novedades**
en modo compra.
www.amabook.com

3 SUSCRIBOOKS
El límite lo pones tú,
lectura sin freno,
en modo suscripción.
www.suscribooks.com

DISFRUTA DE 1 MES
DE LECTURA GRATIS

1 REDES SOCIALES:
Amplio abanico
de redes para que
participes activamente.

4 APPS Y DESCARGAS
Apps que te
permitirán leer e
**interactuar con
otros lectores.**